图解
针灸甲乙经

李淳◎编著

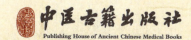
中医古籍出版社
Publishing House of Ancient Chinese Medical Books

图书在版编目（CIP）数据

图解针灸甲乙经 / 李淳编著. -- 北京：中医古籍出版社，2022.5
ISBN 978-7-5152-2463-3

Ⅰ.①图… Ⅱ.①李… Ⅲ.①《针灸甲乙经》- 图解 Ⅳ.①R245-64

中国版本图书馆CIP数据核字(2022)第026208号

图解针灸甲乙经

李　淳　编　著

责任编辑：	吴　迪
封面设计：	王青宜
出版发行：	中医古籍出版社
社　　址：	北京市东城区东直门内南小街16号（100700）
电　　话：	010-64089446（总编室）010-64002949（发行部）
网　　址：	www.zhongyiguji.com.cn
印　　刷：	水印书香（唐山）印刷有限公司
开　　本：	710mm×1000mm　1/16
印　　张：	14
字　　数：	220千字
版　　次：	2022年5月第1版　2022年5月第1次印刷
书　　号：	ISBN 978-7-5152-2463-3
定　　价：	68.00元

前言
QIAN YAN

《针灸甲乙经》是我国医学史上第一部理论系统、临床内容丰富的针灸专科典籍，它是晋代著名医家皇甫谧（215年—282年，名静，字士安，自号玄晏先生，今甘肃灵台县人）综合《素问》《灵枢》《明堂孔穴针灸治要》三书，"使事类相从，删其浮辞，除其重复，论其精要"撰集而成。该书全称《黄帝三部针灸甲乙经》，简称为《甲乙针经》《甲乙经》《甲乙》，为针灸学科的独立和发展奠定了基础。全书12卷，共128篇。其内容大致为：卷一论脏腑、气血津液，卷二论经络，卷三论腧穴，卷四论脉诊，卷五论刺灸法，卷六论病因病机，卷七至卷十二论临床各科疾病的针灸治疗，包括内、外、妇、儿等科，尤以内科为重点，涉及多种病证。在治疗方面，书中介绍了晋以前针灸治疗各种疾病丰富而宝贵的经验，全书共列腧穴主治800多条，为后世针灸治疗学的发展打下了良好的基础。

《针灸甲乙经》是学习中医针灸的一本好书，备受历代针灸医家推崇，至今仍有不可替代的理论意义和临床应用价值。但是，由于书中内容过于冗长烦琐，古词、术语较多，对于现代读者，特别是初学针灸的人来说，有些内容比较难理解。为此，本书择其精华，节选临床常见病症，以及重要的针灸理论，帮助读者用最有效率的方式，轻松地学习《针灸甲乙经》的精华内容。

本书由"原文""注释"和"译文"三部分构成。"原文"以人民卫生出版社影印明刻医统正脉本为蓝本，并参考了明正统本、明蓝格抄本和

《素问》《灵枢经》《难经》《黄帝内经太素》《千金方》《外台秘要》《类经》等后世医家的勘校注释编写而成。"注释"则参考各家，力求易懂、浅显、精要；文字注释以原文为基点，难字注音。"译文"在段落、句型、标点诸方面尽量与原文相一致；在意译上，力求准确，究根求原，在"懂"字上努力探求，使这一文辞古奥，年代久远的中医学经典著作跨越历史条件的限制，发挥新的作用。为了使广大读者更好地理解这部医学经典，我们结合生命科学、养生理论和中国传统文化，对其中或隐或现的医学思想采用图解的形式进行了全面而系统的诠释。

鉴于我们水平有限，疏漏、谬误、欠妥之处在所难免，恳请读者提出宝贵意见，以便再版时修正。

编者

目录

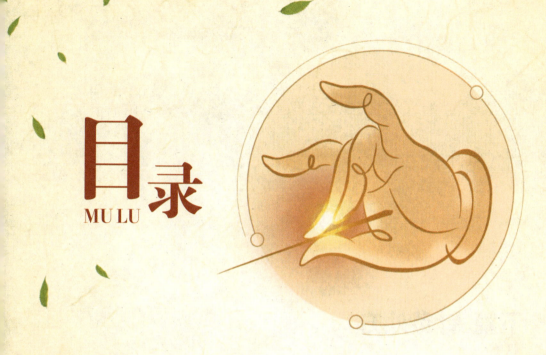

上篇 针灸原则

01 针灸禁忌（上）..................................02

02 针灸禁忌（下）..................................16

03 九针九变十二节五刺五邪..................20

04 缪刺..35

05 针道..48

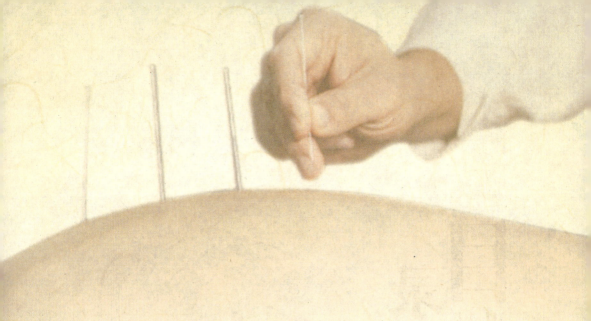

下篇 针灸处方

01 大寒内薄骨髓阳逆发头痛..................64

02 寒气客于五脏六腑发卒心痛胸痹心疝三虫..................70

03 邪在肺五脏六腑受病发咳逆上气..................78

04 肝受病及卫气留积发胸胁满痛..................87

05 邪在心胆及诸脏腑发悲恐太息口苦不乐及惊..................94

06 脾受病发四肢不用..................99

07 脾胃大肠受病发腹胀满肠中鸣短气..................101

08 肾小肠受病发腹胀腰痛引背少腹控睾..................112

09 三焦膀胱受病发少腹肿不得小便..................124

10 三焦约内闭发不得大小便 127

11 足厥阴脉动喜怒不时发癀疝遗溺癃 128

12 足太阳脉动发下部痔脱肛 136

13 胸中寒发脉代 137

14 阳厥大惊发狂痫 138

15 阳脉下坠阴脉上争发尸厥 151

16 气乱于肠胃发霍乱吐下 152

17 足太阴厥脉病发溏泄下痢 154

18 五气溢发消渴黄瘅 157

19 动作失度内外伤发崩中瘀血呕血唾血 162

20 邪气聚于下脘发内痈 167

21 寒气客于经络之中发痈疽风成发厉浸淫 170

22 寒气客于厌发喑不能言 180

23 目不得眠不得视及多卧卧不安不得偃卧肉苛诸息有音及喘 182

24 足太阳阳明手少阳脉动发目病 189

25 手太阳少阳脉动发耳病 196

26 手足阳明脉动发口齿病 200

27 血溢发衄（鼻鼽息肉著附）.. 205

28 手足阳明少阳脉动发喉痹咽痛 208

29 妇人杂病 209

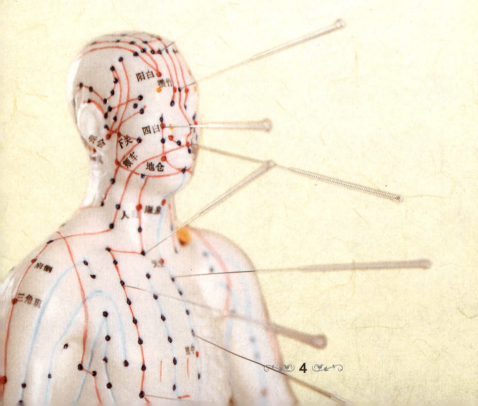

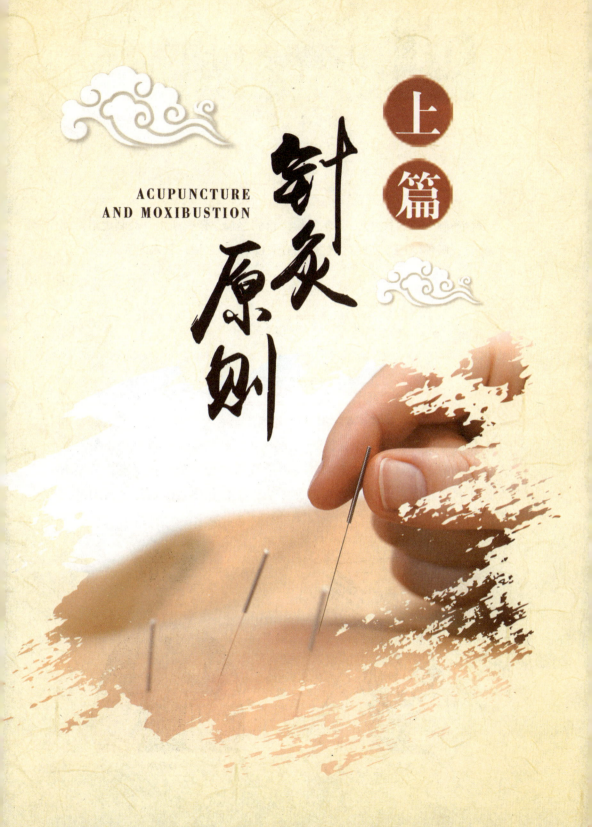

上篇

针灸原则

ACUPUNCTURE AND MOXIBUSTION

01 针灸禁忌(上)

【原文】

黄帝问曰:四时之气,各不同形,百病之起,皆有所生,灸刺之道,何者为宝①?岐伯对曰:四时之气,各有所在,灸刺之道,气穴为宝。

【注释】

①宝:贵重。

【译文】

黄帝问道:一年四季中气候各不相同,而各种疾病的发生又大都与四时的气候有关。灸刺的方法,也因各个季节的气候变化而有所不同,以什么为最重要呢?岐伯答道:每一个季节都有自己的气候特点,其影响人体也有一定的发病部位,灸刺的方法,是以能准确地取到主病的气穴为最可贵。

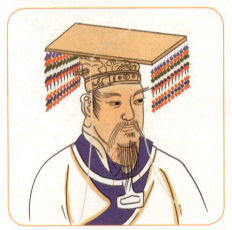

黄帝像

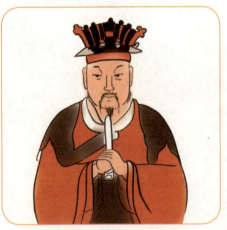

岐伯像

【原文】

故春刺络脉诸荥大经分肉之间，甚者深取之，间①者浅取之。《素问》曰：春刺散俞及与分理，血出而止。又曰：春者木始治②，肝气始生，肝气急，其风疾，经脉常深，其气少不能深入，故取络脉分肉之间。《九卷》③云：春刺荥者正同，于义为是。又曰：春取络脉治皮肤。又曰：春取经与脉分肉之间，二者义亦略同。又曰：春气在经脉。

【注释】

①间：与甚相对，轻的意思。
②治：主时的意思。
③《九卷》：《灵枢》的别称。

【译文】

因此，在春天灸刺，应该取大经脉、血脉和分肉之间的气道，病重的用深刺法，病轻的用浅刺法。《素问》说：春天的刺法，应刺经脉俞穴，及于分肉腠理，使之出血而止。《素问》又说：春天木气开始当令，在人体，肝气开始生发；肝气的特性是急躁，如变动的风一样很迅疾，肝的经脉往往藏于深部，但风邪侵犯人体常存在于肌肤表层，尚不太剧烈，不能深入经脉，所以只要浅刺络脉分肉之间就行了。《灵枢》说：春季应针诸刺荥穴，与此正同，于义为是。《灵枢》又说：春季应取经于血脉分肉之间的部位。两者的意义也大致相同。《素问》又说：春天人的气血在经脉。

【原文】

夏取诸俞孙络①肌肉皮肤之上。又曰夏刺俞，二者正同，于义为是。长夏刺经。又曰：取盛经络，取分间绝皮肤。又曰：夏取分腠治肌肉，义亦略同。《素问》曰：夏刺络俞，见血而止。又曰：夏者火始治，心气始长，脉瘦气弱，阳气流（一作留）溢，血温于腠，内至于经，故取盛经分腠，绝肤而病去者，邪居浅也。所谓盛经者，阳脉也。义亦略同。又曰：夏气在孙络，长夏气在肌肉。

【注释】

①孙络：孙有细小之意，络有网络之意。孙络是最细小的支络，像网一样联系在诸经之间。

【译文】

在夏天针刺时，应取十二经的俞穴、孙络以及肌肉、皮肤之上的浅表部位。《灵枢》又说：夏天应刺俞穴，两者的说法相同，其道理是对的。经穴之气盛，气应长夏，因此《灵枢》说：长夏针刺经穴。《灵枢》又说：夏季取诸阳经的经穴，孙络及分肉之间，刺至皮肤而止，意义也大致相同。《素问》说：夏天的刺法，应刺孙络的俞穴，使其出血而止。《素问》又说：夏天火气开始当令，心气开始生发壮大；如果脉形瘦小而搏动气势较弱，是阳气充裕流溢于体表，热气熏蒸于分肉腠理，向内影响于经脉，所以针刺应取盛经分腠。针刺不要过深只要透过皮肤而病就可痊愈，是因为邪气居于浅表部位的缘故。所谓盛经，是指丰满充足的阳脉。两者的意义也大致相同。《素问》又说：夏天人的气血在孙络，长夏人的气血在肌肉。

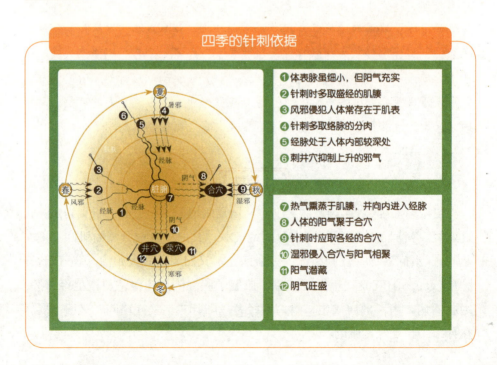

四季的针刺依据

❶体表脉虽细小，但阳气充实
❷针刺时多取盛经的肌腠
❸风邪侵犯人体常存在于肌表
❹针刺多取络脉的分肉
❺经脉处于人体内部较深处
❻刺井穴抑制上升的邪气
❼热气熏蒸于肌腠，并向内进入经脉
❽人体的阳气聚于合穴
❾针刺时应取各经的合穴
❿湿邪侵入合穴与阳气相聚
⓫阳气潜藏
⓬阴气旺盛

【原文】

秋刺诸合，余如春法。秋取经俞，邪气在腑，取之于合。《素问》曰：秋刺皮肤循理，上下同法。又曰：秋者金始治，肺将收杀，金将胜火，阳气在合，阴初胜，湿气及体，阴气未盛，未能深入，故取俞以泻阴邪，取合以虚阳邪，阳气始衰，故取于合。是谓始秋之治变也。又曰：秋气在肤，闭腠者是也。《九卷》又曰：秋取气口治筋脉。于义不同。

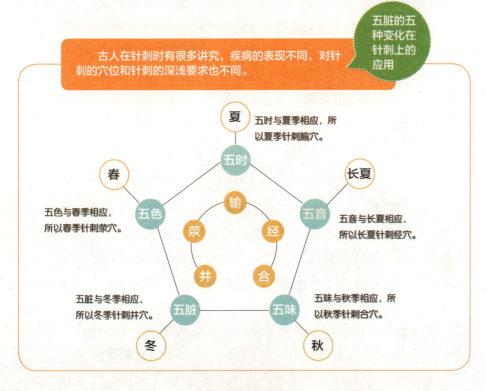

五脏的五种变化在针刺上的应用

古人在针刺时有很多讲究，疾病的表现不同，对针刺的穴位和针刺的深浅要求也不同。

【译文】

在秋天针刺时，应取十二经的合穴，其余方面与春天的针刺方法一样。秋天应取各经的俞穴，如果邪气在腑，当取合穴。《素问》说：秋天的刺法应刺皮肤，顺着肌肉之分理而刺，不论上部或下部，同样用这个方法。《素问》又说：秋天是金气开始当令，肺气开始收敛肃杀，金气渐旺逐步盛过衰退的火气，阳气在经脉的合穴，阴气初生，遇湿邪侵犯人体，但由于阴气未至太盛，不能助湿邪深入，所以取阴经俞穴以泻阴湿之邪，取阳经的合穴以泻阳热之邪。由于阳气开始衰退而阴气位至太盛，所以不取经穴而取合穴。这是初秋治变的方法。《素问》又说：秋天人的气血在皮肤，人体的腠理日渐密闭。《灵枢》又说：秋季针刺寸口部，可治筋脉。意义与此不同。

【原文】

冬取井诸俞之分，欲深而留之。又曰：冬取井荥。《素问》曰：冬取俞窍及于分理，甚者直下，间者散下俞窍与诸俞之分，义亦略同。又曰：冬者水始治，肾方闭，阳气衰少，阴气坚盛，巨阳伏沉，阳脉乃去，取井以下阴逆，取荥以通阳气一云以实阳气。故曰：冬取井荥，春不鼽衄。是谓末冬之治变也。又曰：冬气在骨髓。又曰：冬刺井，病在脏取之井。二者正同，于义为是。又曰：冬取经俞，治骨髓五脏。五脏则同，经俞有疑。

【译文】

在冬季针刺，应取十二经的井穴与俞穴，而且一定要深刺并留针时间长些。《灵枢》又说：冬季应取已病脏腑所对应经脉的井穴和荥穴。《素问》说：冬天的刺法应深取俞窍于分理之间，病重的可直刺深入，较轻的，可或左右上下散布其针，而稍宜缓下。俞窍与诸俞之分，两者的意义也大致相同。故《素问》说：冬天水气开始当令，肾气开始闭藏，阳气已经衰少，阴气更加坚盛，太阳之气浮沉于下，阳脉也相随沉伏，所以针刺要取阳经的井穴以抑降其阴逆之气，取阴经的荥穴以充实不足之阳气。所以说冬天多取井穴和荥穴进行针刺，春天就不会流鼻血，这是冬末治变的方法。《素问》又说：冬天人的气血在骨髓中。《灵枢》又说：冬季针刺井穴。病在脏的，取之井。以上两种说法相同，在道理上是对的。《灵枢》又说：冬季针刺经俞，经俞能治骨髓、五脏的病。五脏的说法与前者相同，经俞的说法有疑问。

【原文】

春刺夏分，脉乱气微，入淫骨髓，病不得愈，令人不嗜食，又且少气。春刺秋分，筋挛逆气，环为咳嗽，病不愈，令人时惊，又且笑一作哭。春刺冬分，邪气着脏，令人腹胀，病不愈，又且欲言语。

夏刺春分，病不愈，令人解堕。夏刺秋分，病不愈，令人心中闷，无言，惕惕①如人将捕之。夏刺冬分，病不愈，令人少气，时欲怒。

秋刺春分，病不愈，令人惕然，欲有所为，起而忘之。秋刺夏分，病不愈，令人益嗜卧，又且善梦（谓立秋之后）。秋刺冬分，病不愈，令人凄凄时寒。

冬刺春分，病不愈，令人欲卧不能眠，眠而有见谓十二月中旬以前。冬刺夏分，病不愈，令人气上，发为诸痹。冬刺秋分，病不愈，令人善渴。

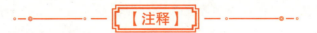
【注释】

①惕惕：惊恐的样子。

针刺的角度和方向

针刺是中医治病过程的一项重要内容。针刺的角度有直刺、斜刺和横刺，三种角度分别用于针刺不同的部位和达到不同的效果。随气和迎气就是横刺的具体应用。

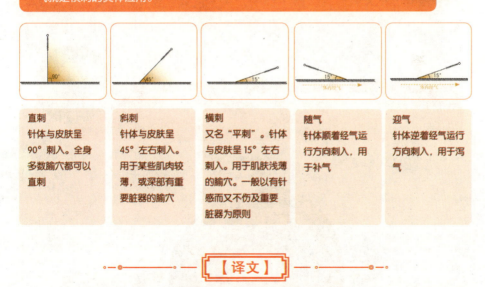

直刺
针体与皮肤呈90°刺入。全身多数腧穴都可以直刺

斜刺
针体与皮肤呈45°左右刺入。用于某些肌肉较薄，或深部有重要脏器的腧穴

横刺
又名"平刺"。针体与皮肤呈15°左右刺入。用于肌肤浅薄的腧穴。一般以有针感而又不伤及重要脏器为原则

随气
针体顺着经气运行方向刺入，用于补气

迎气
针体逆着经气运行方向刺入，用于泻气

【译文】

如果春天刺了夏天的部位，伤了心气，可使脉乱而气微弱，邪气反而深入，浸淫于骨髓之间病就很难治愈，心火微弱，火不生土，有使人不思饮食，而且少气了；春天刺了秋天的部位，伤了肺气，春病在肝，发为痉挛，邪气因误刺而环周于肺，则又发为咳嗽，病不能愈，肝气伤，将使人

时惊，肺气伤，且又使人欲哭；春天刺了冬天的部位，伤了肾气，以致邪气深着于内脏，使人胀满，其病不但不愈，肝气日伤，而且使人多言语。

　　夏季误刺了春季应刺的部位，损伤了肝气，疾病非但不愈，反而使人全身倦怠无力。夏季误刺了秋季应刺的部位，损伤了肺气，原先的疾病没有治愈，反而使人肺气伤而不想说话，又因金不生水，肾脏得不到肺母的滋养，使人惊恐不安，总像是有人要抓他一样。夏季误刺了冬季应刺的部位，损伤了肾气，不但原先的疾病不能治愈，反而使人气少无力，又因水不滋木，肝木得不到滋养，使人常想发脾气。

　　秋天刺了春天的部位，伤了肝气，病不能愈，反而使人血气上逆，惕然不宁，且又善忘；秋天刺了夏天的部位，伤了心气，病不能愈，心气伤，火不生土，反而使人嗜卧，心不藏神，又且多梦；秋天刺了冬天的部位，伤了肾气，病不能愈，反而使肾不闭藏，血气内散，时时发冷。

　　冬天刺了春天的部位，伤了肝气，病不能愈，肝气少，魂不藏，使人困倦而又不得安眠，即便得眠，睡中如见怪异等物；冬天刺了夏天的部位，伤了心气，病不能愈，反使人脉气发泄，而邪气闭痹于脉，发为诸痹；冬天刺了秋天的部位，伤了肺气，病不能愈，致肾水亏损，使人常常口渴。

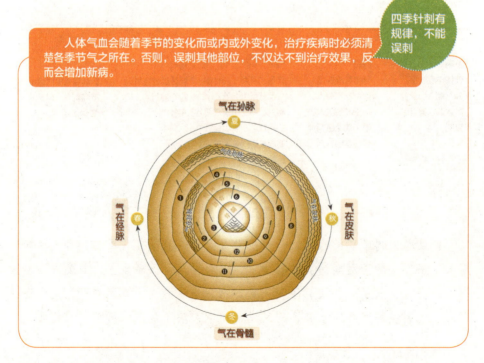

春
1. 误刺络脉：血气外溢，少气
2. 误刺肌肉：血气紊乱，气喘
3. 误刺筋骨：血气不畅，腹胀

夏
4. 误刺经脉：气血衰竭，倦怠无力
5. 误刺肌肉：血气阻闭，恐惧
6. 误刺筋骨：血气逆上，易怒

秋
7. 误刺经脉：血气逆上，健忘
8. 误刺络脉：阳气受阻不能至体表，嗜睡
9. 误刺筋骨：血气紊乱，恶寒战栗

冬
10. 误刺经脉：血气虚弱不能上行，视物不清
11. 误刺络脉：血气外泄，外邪入侵，严重痹病
12. 误刺肌肉：阳气衰竭，健忘

【原文】

足之阳者，阴①中之少阳也；足之阴者，阴中之太阴也。手之阳者，阳②中之太阳也；手之阴者，阳中之少阴也。

正月、二月、三月，人气在左，无刺左足之阳；四月、五月、六月，人气在右，无刺右足之阳；七月、八月、九月，人气在右，无刺右足之阴；十月、十一月、十二月，人气在左，无刺左足之阴。

【注释】

①阴：在此指腰以下为阴。
②阳：在此指腰以上为阳。

【译文】

因为人体腰以上为阳，腰以下为阴，足在下，所以属阴。足的阳经，为阴中的少阳，阳气微弱；足的阴经，为阴中的太阴，阴气隆盛。手在上，所以属阳。手的阳经，为阳中的太阳，阳气隆盛；手的阴经，为阳中的少阴，阴气微弱。

一月、二月、三月，人体的阳气分别偏重于身体左侧下肢的足少阳经、足太阳经和足阳明经，治疗时不宜针刺左足的三阳经；四月、五月、六月，人体的阳气分别偏重于身体右侧下肢的足阳明经、足太阳经和足少阳经，治疗时不宜针刺右足的三阳经；七月、八月、九月，人体的阴气分别偏重于身体右侧下肢的足少阴经、足太阴经和足厥阴经，治疗时不宜针刺右足的三阴

经；十月、十一月、十二月，人体的阴气分别偏重于身体左侧下肢的足厥阴经、足太阴经和足少阴经，治疗时不宜针刺左足的三阴经。

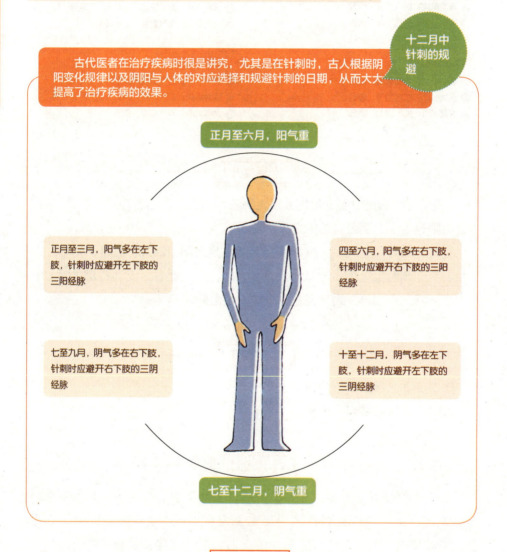

古代医者在治疗疾病时很是讲究，尤其是在针刺时，古人根据阴阳变化规律以及阴阳与人体的对应选择和规避针刺的日期，从而大大提高了治疗疾病的效果。

十二月中针刺的规避

正月至六月，阳气重

正月至三月，阳气多在左下肢，针刺时应避开左下肢的三阳经脉

四至六月，阳气多在右下肢，针刺时应避开右下肢的三阳经脉

七至九月，阴气多在右下肢，针刺时应避开右下肢的三阴经脉

十至十二月，阴气多在左下肢，针刺时应避开左下肢的三阴经脉

七至十二月，阴气重

【原文】

刺法曰：无刺熇熇①之热，无刺漉漉②之汗，无刺浑浑③音魂之脉，无刺病与脉相逆者。上工刺其未生者也，其次刺其未成者也，其次刺其已衰者也。下工刺其方袭者，与其形之盛者，与其病之与脉相逆者也。故曰：方其盛也，勿敢毁伤，刺其已衰，事必大昌。故曰：上工治未病，不治已病。

大寒无刺，大温无凝。月生无泻，月满无补，月郭空无治。

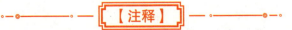

①熇熇（hè hè）：高热炽盛。
②漉漉：出汗多的意思。
③浑浑：杂乱的意思。

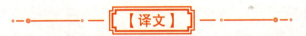

医经《刺法》内提道：针刺时不要刺其炽热，不要刺其汗多、脉乱、其病与脉不相符之处。高明的医生，是在疾病未发作而邪气尚浅显的时候针刺，其次是在疾病虽发作而邪气不盛的时候针刺；再次是在邪气已衰，正气欲复的时候针刺。平庸的医生，是在邪气正旺的时候针刺，或者是在外形强盛、实际内虚的时候针刺，或者是在病情与脉象相违背时针刺。所以说，当邪气强盛的时候，不要针刺毁伤元气，如果针刺已衰的邪气，就会成功。所以说，高明的医生是治疗未发生的疾病，不治疗已经发生的疾病。

天气寒冷，不要针刺；天气温和，针刺不要迟缓；月亮初生的时候，不可用泻法；月亮正圆的时候，不可用补法；月黑无光的时候，不要针刺。

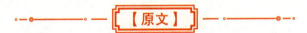

新内①无刺，已刺勿内。大怒无刺，已刺勿怒。大劳无刺，已刺勿劳。大醉无刺，已刺勿醉。大饱无刺，已刺勿饱。大饥无刺，已刺勿饥。大渴无刺，已刺勿渴。乘车来者，卧而休之，如食顷乃刺之。步行来者，坐而休之，如行十里顷乃刺之。大惊大恐，必定其气乃刺之。

凡禁者，脉乱气散，逆其荣卫，经气不次②。因而刺之，则阳病入于阴，阴病出为阳，则邪复生。粗工不察，是谓伐形，身体淫泺③，反消骨髓，津液不化，脱其五味，是谓失气④也。

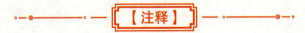

①内：指性交，也叫入房。
②不次：不按次序的意思。

③淫泺：酸痛无力的意思。
④失气：针刺不得法损伤了正气。

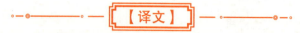

新入房的不可刺，已刺的不要入房。大怒时不可刺，已刺的不要动怒。过度疲劳不可刺，已刺的不要过劳。大醉的不可刺，已刺的不要饮酒大醉。刚刚饱食的不可刺，已刺的不要吃太饱。过分饥饿刺的不可刺，已刺的不要饥饿。极度口渴的不可刺，已刺的不要大渴。乘车远道而来的，要躺下来休息一会儿，大概一顿饭的工夫再针刺之；步行来的也要坐下来休息大约走十里路的时间，再行针刺。刚刚大惊大恐，不可马上刺之，必须先定其神再针刺之。

凡是属于上述针刺禁忌的患者，都是由于他们的脉气错乱，正气分散，营卫失调，经气不能依次运行于全身，如果在此情况下为其针刺，则会导致阳经的病邪深入内脏，阴经的病邪传入阳经，使邪气更盛而病情加重。草率的医生不顾及这些禁忌而肆意行针，可以说是在摧残患者的身体，使得患者形体消瘦，正气耗散，甚至脑髓消耗，津液不能化生，同时丧失饮食五味所化生的神气，这就是所谓的失气。

【原文】

问曰：愿闻刺浅深之分。对曰：刺骨者无伤筋，刺筋者无伤肉，刺肉者无伤脉，刺脉者无伤皮，刺皮者无伤肉，刺肉者无伤筋，刺筋者无伤骨。

问曰：余不知所谓，愿闻其详。对曰：刺骨无伤筋者，针至筋而去①，不及骨也；刺筋无伤肉者，至肉而去，不及筋也；刺肉无伤脉者，至脉而去，不及肉也；刺脉无伤皮者，至皮而去，不及脉也；刺皮无伤肉者，病在皮中，针入皮无中肉也；刺肉无伤筋者，过肉中筋；刺筋无伤骨者，过筋中骨，此之谓反也。

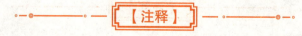

①而去：此处指停止针刺。

【译文】

问道：我很想听您讲讲如何掌握针刺的深浅程度的情况。答道：针刺骨，就不要伤筋；针刺筋，就不要损伤肌肉；针刺肌肉，就不要损伤脉；针刺脉，就不要损伤皮肤；针刺皮肤，则不要伤及肌肉；针刺肌肉，则不要伤及筋；针刺筋，则不要伤及骨。

问道：我不明白其中的道理，希望能详细地告诉我。答道：所谓刺骨不要伤害筋，是说需刺骨的，不可在仅刺到筋而未达骨的深度时，就停针或拔出；刺筋不要伤害肌肉，是说需刺至筋的，不可在仅刺到肌肉而未达筋的深度时，就停针或拔出；刺肌肉不要伤害脉，是说需刺至肌肉深部的，不可在仅刺到脉而未达肌肉深部时，就停针或拔去；刺脉不要伤害皮肤，是说需刺至脉的，不可在仅刺到皮肤而未达脉的深度时，就停针拔去。所谓针刺皮肤不要伤及肌肉，是说病在皮肤之中，针就刺至皮肤，不要深刺伤及肌肉；刺肌肉不要伤及筋，是说针只能刺至肌肉，太过就会伤及筋；刺筋不要伤及骨，是说针只能刺至筋，太过就会伤及骨。这些都称为违反正常的针刺原则。

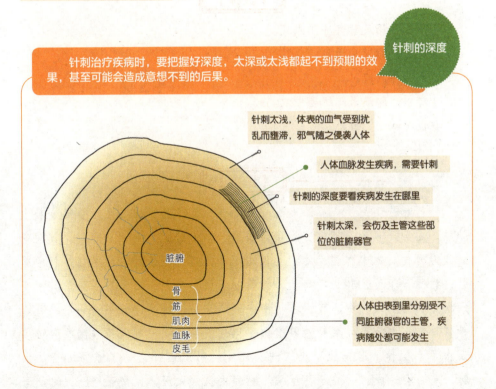

【原文】

刺中心，一日死，其动为噫。刺中肺，三日死，其动为咳。刺中肝，五日死，其动为欠（《素问》作语）。刺中脾，十五日死，其动为吞（《素问》作十日，一作五日）。刺中肾，三日死，其动为嚏（《素问》作六日，一作七日）。刺中胆，一日半死，其动为呕。刺中膈，为伤中，其病虽愈，不过一岁必死。刺跗上①，中大脉，血出不止死。刺阴股中大脉，血出不止死。刺面中流脉②，不幸为盲。刺客主人，内陷中脉，为漏③为聋。刺头中脑户，入脑立死。刺膝髌出液，为跛。刺舌下中脉太过，血出不止为喑。刺臂太阴脉出血多，立死。刺足下布络中脉，血不出为肿。刺足少阴脉，重虚出血，为舌难以言。刺郄中④大脉，令人仆脱色。刺膺中陷中肺，为喘逆仰息。刺气街中脉，血不出为肿鼠鼷。刺肘中内陷，气归之，为不屈伸。刺脊间中髓，为伛⑤。刺阴股下，阴三寸内陷，令人遗溺。刺乳上中乳房，为肿根蚀。刺腋下胁间内陷，令人咳。

【注释】

①跗上：指足背部冲阳穴处。

②流脉：指流通于目的血脉。

③漏：耳内流脓。

④郄中：即足太阳经委中穴。

⑤伛（yǔ）：曲背。

【译文】

针刺时若误刺了心脏，大概一天就会死亡，死亡的征兆为噫气。刺中肺脏，约三日即死，其病变症状为咳呛。刺中肝脏，约五日即死，其病变症状为呵欠。刺中脾脏，约十五日即死，其病变症状为频频吞咽。刺中肾脏，约三日即死，其病变症状为打喷嚏。误刺中胆，约一日半死，其病变症状为呕吐。误刺中膈膜，名叫伤中，其病虽然好了，但不过一年必死。针刺足背，误伤了大血管，若出血不止，便会死亡。刺大腿内侧的穴位，误伤了大血管，若出血不止，便会死亡。针刺面部误伤了流通于目的血脉，有时会造成目盲的不良后果。刺客主人穴太深，误伤了经脉，可使耳内化脓或致耳聋。针刺面部的脑户穴，若刺至脑髓，就会立即死亡。刺膝膑部，若误伤以致流出液体，会使人发生跛足。针刺舌下中血脉太深，误伤了血管，若出血不止，可使喉哑失声。刺臂，误伤手太阴脉，若出血过多，则立即死亡。针刺足下布散的络脉，误伤了血管，若瘀血留着不去可致局部肿胀。刺足少阴经脉，误伤出血，可使肾气更虚，以致舌体失养转动不利而语言困难。针刺委中穴太深，误伤了大经脉，就会使患者昏倒，脸色苍白。针刺胸部时，若针刺过深而伤及肺脏，就会发生气喘上逆、仰面呼吸的症状。针刺气街穴，若误刺了血脉，血液留滞于内而不得外出，鼠蹊部位就会瘀结而肿。针刺肘弯处太深，气便结聚于局部而不行，以致手臂不能屈伸。针刺脊柱间时，若误刺了脊髓，就会使患者出现背弯曲的病变。针刺大腿内侧下三寸处太深，使人遗尿。针刺乳中穴时，若误刺了乳房，就会使患者出现乳房肿胀甚至有溃疡为疮的危险。针刺腋下胁肋间太深，使人咳嗽。

上篇 针灸原则

人体禁刺要害

人体的五脏各有其要害所在，针刺时要避开这些地方，否则，就会发生危险。

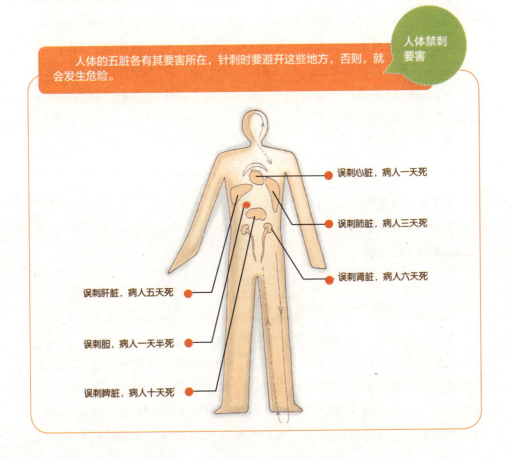

误刺心脏，病人一天死
误刺肺脏，病人三天死
误刺肾脏，病人六天死
误刺肝脏，病人五天死
误刺胆，病人一天半死
误刺脾脏，病人十天死

02 针灸禁忌（下）

【原文】

黄帝问曰：愿闻刺要。

岐伯对曰：病有浮沉①，刺有浅深，各至其理，无过其道，过之则内伤，不及则生外壅，壅则邪从之，浅深不及，反为大贼②，内伤五脏，后生大病。故曰：病有在毫毛腠理者，有在皮肤者，有在肌肉者，有在脉者，有在筋者，有在骨者，有在髓者。是故刺毫毛腠理无伤皮，皮伤则内动肺，肺动则秋病温疟，热厥，淅然③寒栗。刺皮无伤肉，肉伤则内动脾，脾动则七十二日四季之月病腹胀烦满，不嗜食。刺肉无伤脉，脉伤则内动心，心动则夏病心痛。刺脉无伤筋，筋伤则内动肝，肝动则春病热而筋弛。刺筋无伤骨，骨伤则内动肾，肾动则冬病胀，腰痛。刺骨无伤髓，髓伤则消铄胻酸，体解㑊然不去矣。

【注释】

①浮沉：这里指病位的深浅。
②大贼：即大害的意思。
③淅然：恶寒貌。

【译文】

黄帝问道：我想了解针刺方面的要领。

岐伯答道：疾病有在表在里的区别，刺法有浅刺深刺的不同，病在表应当浅刺，病在里应当深刺，各应到达一定的部位（疾病所在），而不能违背这一法度。刺得太深，就会损伤内脏；刺得太浅，不仅达不到病处，而且反使在表的气血壅滞，给病邪以可乘之机。因此，针刺深浅不当，反会给人体带来很大的危害，使五脏功能紊乱，继而发生严重的疾病。所以说：疾病的部位有在毫毛腠理的，有在皮肤的，有在肌肉的，有在脉的，有在筋的，有在骨的，有在髓的。正因为是这样，该刺毫毛腠理时，不要伤及皮肤，若皮肤受伤，就会影响肺脏的正常功能，肺脏功能扰乱后，以致到秋天时，易患温疟、热厥，发生恶寒战栗的症状。该刺皮肤时，不要伤及肌肉，若肌肉受伤，就会影响脾脏的正常功能，以致在每一季节的最后十八天中，发生腹胀烦满，不思饮食的病症。该刺肌肉时，不要伤及血脉，若血脉受伤，就会影响心脏的正常功能，以致到夏天时，易患心痛的病症。该刺血脉时，不要伤及筋脉，若筋脉受伤，就会影响肝脏的正常功能，以致到秋天时，易患热性病，发生筋脉弛缓的症状。该刺筋时，不要伤及骨，若骨受伤，就会影响肾脏的正常功能，以致到冬天时，易患腹胀、腰痛的病症。该刺骨时，不要伤及骨髓，若骨髓被损伤而髓便日渐消减，不能充养骨骼，就会导致身体枯瘦，足胫发酸，肢体懈怠，无力举动的病症。

【原文】

神庭禁不可刺，上关刺不可深（深则令人耳无所闻），缺盆刺不可深使人逆息，颅息刺不可多出血，左角刺不可久留，人迎刺过深杀人，云门刺不可深（深则使人逆息不能食），脐中禁不可刺，五里禁不可刺，伏兔禁不可刺（本穴云刺入五分），三阳络禁不可刺，复溜刺无多见血，承筋禁不可刺，然谷刺无多见血，乳中禁不可刺，鸠尾禁不可刺。

上刺禁。

头维禁不可灸，承光禁不可灸，脑户禁不可灸，风府禁不可灸，喑门禁不可灸（灸之令人喑）。下关，耳中有干擿抵，禁不可灸。耳门，耳中有脓，禁不可灸。人迎禁不可灸，丝竹空禁不可灸（灸之不幸令人目小或昏），承泣禁不可灸，脊中禁不可灸（灸之使人偻），白环俞禁不可灸，乳中禁不可灸，石门女子禁不可灸，气街禁不可灸（灸之不幸不得息），渊腋禁不可灸（灸之不幸生肿蚀），经渠禁不可灸（伤人神），鸠尾禁不可灸，阴市禁不可灸，阳关禁不可灸，天府禁不可灸（使人逆息），伏兔禁不可灸，地五会禁不可灸（使人瘦），瘈脉禁不可灸。

上禁灸。

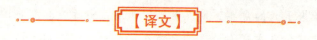

从略。

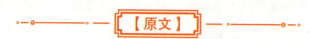

凡刺之道,必中气穴,无中肉节①。中气穴则针游于巷,中肉节则皮肤痛。补泻反则病益笃,中筋则筋缓,邪气不出,与真相薄,乱而不去,反还内著②。用针不审,以顺为逆也。

【注释】

①肉节:筋肉骨节相连之处。
②著:贮、蓄积的意思。

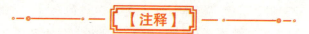

针刺的原则,必须以刺中气穴为准,不要刺在肉节上。因为刺中气穴,医生手下才会感觉到针尖好像游于空巷之内,经脉就能得以疏通。若刺中肉节,不但医生手下会感觉到针体进出涩滞,而且患者也会有皮肤疼痛的感觉。此外,补泻手法也要正确使用,若当用补法的却反用了泻法,或当用泻法的却反用了补法,疾病会因此而加重。如果误刺在筋上,就会使筋脉受伤而弛缓不收,邪气也不能出,与人体真气相互斗争,就会使气机逆乱,甚至还会深陷于体内,使病情更加严重,这都是用针不审慎,乱用刺法而造成的后果。

【原文】

凡刺之理,补泻无过其度,病与脉逆者无刺。形肉已夺,是一夺也;大夺血之后,是二夺也;大夺汗之后,是三夺也;大泄之后,是四夺也;新产及大下血,是五夺也,此皆不可泻也。

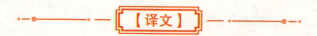

针刺治病的基本道理,是运用补泻时,要适可而止,不可超过其限

度。病与脉相反的，也不要刺。形体肌肉消瘦已极，是一夺；大失血之后，是二夺；大汗出后，是三夺；大泄之后，是四夺；新产流血过多及大量出血之后，是五夺。这些都不可用泻法治疗。

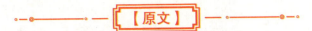

【原文】

问曰：针能杀生人，不能起死人乎？对曰：能杀生人，不起死人者也。人之所受气于谷，谷之所注者，胃也。胃者，水谷气血之海也，海之所行云雨者，天下也，胃之所出气血者，经隧也，经隧者，五脏六腑之大络也，逆而夺之而已矣。迎之五里[①]，中道而止，五至而已，五往一作注而脏之气尽矣，故五五二十五而竭其输矣，此所谓夺其天气。故曰：窥门而刺[②]之者，死于家，入门而刺[③]之者，死于堂。

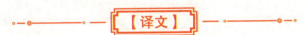

【注释】

①里：手阳明经穴位，在肘上三寸，是古今医家公认禁刺的部位。
②窥门而刺：门，是气血出入的门户；窥，浅的意思。
③入门而刺：指深刺的意思。

【译文】

问道：针刺可杀活人，不能救活死人吗？答道：针刺不正确，能够杀活人；如果针刺正确，却不能救死人。这是由于人所赖以生活的基本物质是胃中水谷所化的精微之气。胃是水谷之物所注入的地方，也是水谷容纳并化生气血的所在地。好像大海蒸发水气行云雨于天一样。胃所化生的气血是随着十二经的经隧流动的，经隧是联络五脏六腑的大络，如果在这些大络要害的地方，行迎而夺之的刺法，就会误泻真气，导致人死亡。误用迎而夺之的泻法，如针刺手阳明经的五里穴，这样脏气会运行到中途而止。一脏的真气，大约误刺五次就会泻尽，所以如果连续用迎而夺之的泻法五次，一脏的真气就会泻尽。一旦连续泻二十五次，五脏所输注的脏气就会竭绝。这是所谓的劫夺了人的天真之气。所以说如误刺要害，是很容易发生事故的。在气血出入门户的要害处妄行针刺，如果刺得浅则害迟，患者回到家中就会死亡；如果刺得深则害速，患者就会死在医者的堂上。

03 九针九变十二节五刺五邪

【原文】

黄帝问曰：九针安生？岐伯对曰：九针者，天地之数也。天地之数始于一，终于九①，故一以法天，二以法地，三以法人，四以法四时，五以法五音，六以法六律，七以法七星，八以法八风，九以法九野②。

【注释】

①始于一，终于九：从一开始，到九终止。指一切事物由少到多的自然发展规律。

②九以法九野：野，是分野的意思。古代九州区域的划分名叫九野。

【译文】

黄帝问道：请问九针是怎样产生的呢？岐伯答道：九针的产生，取法于天地间普遍的数理关系。天地的数理是从一开始而终止于九的。所以第一针取法于天，第二针取法于地，第三针取法于人，第四针取法于四时，第五针取法于五音，第六针取法于六律，第七针取法于七星，第八针取法于八风，第九针取法于九野。

【原文】

问曰：以针应九之数奈何？对曰：一者天，天者阳也。五脏之应天者，肺也，肺者，五脏六腑之盖也。皮者，肺之合也，人之阳也，故为之治镵针①。镵针者，取法于布（一作巾）针，去末半寸卒兑之②，长一寸六分，大其头而兑其末，令无得深入而阳气出，主热在头身。故曰：病在皮肤无常处者，

九针指包括镵针、圆针、𨥤针、锋针、铍针、圆利针、毫针、长针、大针。它们与天地、阴阳、四时对应，分别用于治疗不同的疾病。

九针的功用

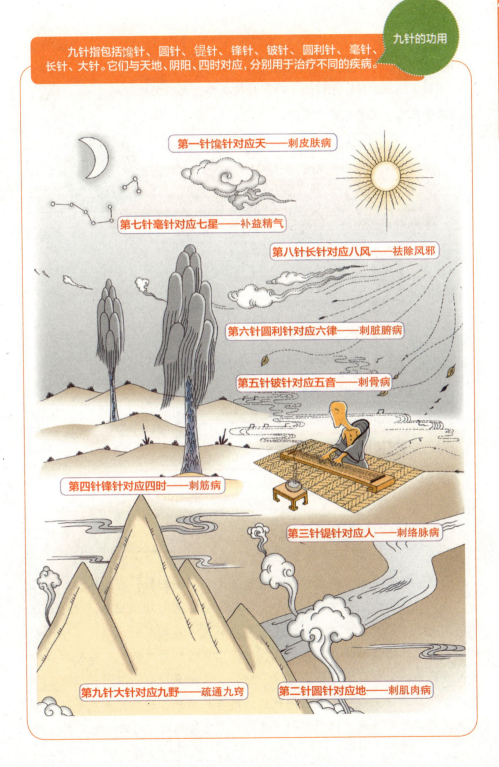

第一针镵针对应天——刺皮肤病

第七针毫针对应七星——补益精气

第八针长针对应八风——祛除风邪

第六针圆利针对应六律——刺脏腑病

第五针铍针对应五音——刺骨病

第四针锋针对应四时——刺筋病

第三针𨥤针对应人——刺络脉病

第九针大针对应九野——疏通九窍

第二针圆针对应地——刺肌肉病

取之镵针于病所，肤白勿取。

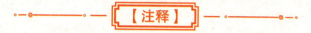

【注释】

①镵（chán）针：九针的一种。针的头部膨大而末端锐利。
②卒兑之：突然尖锐的意思。

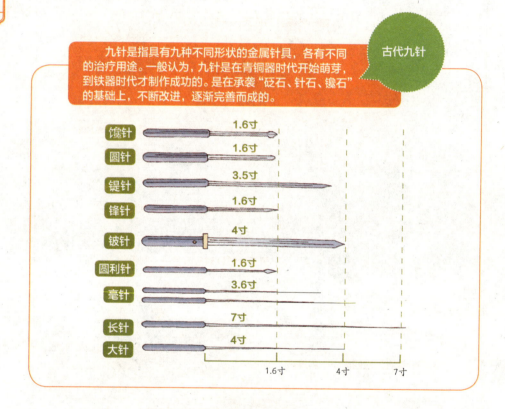

【译文】

问道：以针来应九数是怎样的呢？答道：第一种针，与天相应，天为阳，在人体五脏中，肺主呼吸，外与天气相应，肺的位置最高，称为五脏六腑的华盖。肺外合于皮毛，皮毛在体表，为人体的阳分。所以治疗皮部的病用镵针。镵针是模仿布针的式样制造而成的，针头较大，在距离针尖约半寸的地方开始逐渐变细，针长一寸六分，用来浅刺，以通利疏泄在体表的阳气，治疗头及身上发热的疾病。所以疾病在皮肤浅表游走不定，没有固定部位的，当取用镵针针刺于患处，若患处的皮肤苍白而无红肿充血的现象，则说明热血已去，就不能使用此法。

【原文】

二者地，地者土也。人之所以应土者，肉也，故为之治圆针。圆针者，取法于絮针，筒①其身而圆其末，其锋如卵，长一寸六分，以泻肉分之气，令不伤肌肉，则邪气得竭。故曰：病在分肉间，取以圆针。

【注释】

①筒：《说文》："断竹也。"

【译文】

第二种针，与地相应，地为土，人体与土相应的是肌肉，因此治疗肌肉的病用圆针。圆针是模仿絮针的式样制造而成的，针身圆直像竹管一样，针尖呈卵圆形，长一寸六分，用来治疗在分肉间的邪气。针尖如卵，针刺时不致损伤肌肉，而邪气得以散尽。所以说，病在分肉间的，应用圆针治疗。

【原文】

三者人也，人之所以成生者，血脉也，故为之治锓针。锓针者，取法于黍粟，大其身而员其末，如黍粟之兑，长三寸五分，令可以按脉勿陷，以致其气，使邪独出。故曰：病在脉，少气，当补之以锓针，针于井荥分腧。

【译文】

第三种针，与人相应，人之所以能够成长和维持生命活动，是依赖于血脉的输给和营养。所以治血脉病用锓针。锓针是模仿黍粟的式样制作而成的，针尖像黍粟一样圆而微尖，针长三寸半，用以疏通血脉，引导正气得以充实，使邪气自然外出，不致因刺入过深而引邪内陷。病在经脉，属气虚不足应施用补法的，当取用锓针按压井、荥、输等穴位。

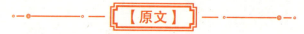

【原文】

四者时也，时者，四时八正之风，客于经络之中，为痼病者也，故为之治锋针①。锋针者，取法于絮针，筒其身而锋其末，其刃三隅②，长一寸六分，令可以泻热出血，发泄痼病。故曰：病在五脏固居者，取以锋针，泻于井荥分腧，取以四时也。

【注释】

①锋针：即今之三棱针。

②三隅：即三棱形。

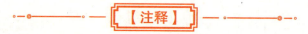

【译文】

第四种针，与四时相应，四时是指四时八风的贼风邪气，侵袭人体经络之中，使血脉留滞瘀结，形成经久不愈的顽固性疾病。所以经络中的痼病用锋针治疗。锋针是模仿絮针的式样制作而成的，针身圆而直，针尖锋利，针长一寸六分，用以泻热出血，发泄侵入经络中的顽固性疾病。病在五脏久而不愈的，当取用锋针，在井、荥、输等穴行用泻法刺治，并依据四时与俞穴的关系来进行选穴。

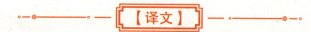

【原文】

五者音也，音者，冬夏之分，分于子午①。阴与阳别，寒与热争，两气相薄，合为痈脓者，故为之治铍针②。铍针者，取法于剑，令末如剑锋，广二分半，长四寸，可以取大脓出血。故曰：病为大脓血，取以铍针。

【注释】

①音者，冬夏之分，分于子午：音，指五音。冬至阴极阳生，月建在子；夏至阳极阴生，月建在午。

②铍（pī）针：大针。

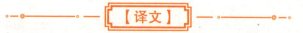

【译文】

第五种针,与五音相应,音为五数,位于一和九两个数的中间。一数,代表冬至一阳初生之时,月建在子;九数,代表夏至阳气极盛之时,月建在午。而五数正当一到九数的中央,暑往寒来,阴阳消长的变迁,由此可分。在人体如果寒热不调,阴阳两气相互纠结,使气血聚结形成痈肿。所以治疗痈肿应用铍针。铍针是模仿剑锋的式样制作而成的,针宽二分半,长四寸,可以用它切刺排脓,清除热毒。所以说病属于脓疡之类且较严重的,当取用铍针进行治疗。

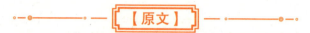

【原文】

六者律也,律者,调阴阳四时,合十二经脉,虚邪客于经络而为暴痹者也,故为之治圆利针。圆利针者,取法于氂针,且员且兑,身中微大,长一寸六分,以取痈肿暴痹。一曰:尖如氂①,微大其末,反小其身,令可深纳也,故曰:痹气暴发者,取以员利针。

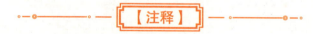

①氂(máo):马尾长而有韧性的毛。

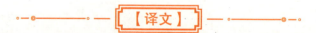

【译文】

第六种针,与六律相应,因六律调节声音,高低有节,分为阴阳,可以与四季中的十二月相应,与人体的十二经脉相合。如果贼风邪气侵入人的经络,使阴阳失调、经脉闭阻不通,就会发生急性发作的痹病,应用圆利针治疗。圆利针细长如毛,针身略小,长一寸六分,以便针刺到较深的部位,主治痈肿和暴发性的痹病。一说针尖如长毛,针尖微大,针身反小,可使深刺肉内。所以说凡是痹病属于突然发作的,应用圆利针治疗。

【原文】

七者星也，星者，人之七窍①。邪之所客于经，舍于络而为痛痹者也，故为之治毫针。毫针者，取法于毫毛，长一寸六分，令尖如蚊虻喙，静以徐往，微以久留，正气因之，真邪俱往，出针而养，主以治痛痹在络也。故曰：病痹气痛而不去者，取之毫针。

【注释】

①星者，人之七窍：北斗有七星，多以此为典例。天有七星，比拟人有七窍，可以引申为天空星辰密布，人身空窍也很多。

【译文】

第七种针，在天与北斗七星相应，在人体与七窍相应。人的全身分布着许多孔窍，就像天空中的星辰密布，如果外邪从孔窍侵入经络之间而长留不去，就会血气阻滞不通，从而形成痛痹，应用毫针治疗。毫针是模仿毫毛的式样制作而成，针长一寸六分，针尖微细稍长，好像蚊虻的嘴那样。刺治时，手法要轻，慢慢进针，轻微提插。有了针感以后，留针时间要长，从而使正气得到充实，邪气一经消散，正气随着恢复。出针以后，正气就可得到疗养了。用来治疗寒热痛痹在络脉的病症。所以说，凡是患痹病痛不去的，应用毫针治疗。

【原文】

八者风也，风者，人之股肱八节①也。八正②之虚风③伤人，内舍于骨解④腰脊节腠之间，为深痹者也，故为之治长针。长针者，取法于綦针，长七寸，其身薄而锋其末，令可以取深邪远痹。故曰：病在中者，取以长针。

【注释】

①八节：概括通身关节的意思。

②八正：指立春、立夏、立秋、立冬、春分、夏至、秋分、冬至。

③虚风：贼风，指四时反常的气候。
④骨解：即骨缝。

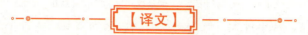

第八种针，在自然与八方之风相应，在人体与肱部和股部的肩、肘、髋、膝八处大关节相应。如果来自八方的贼风邪气侵袭人体，就会分别深入停留在骨缝、腰脊、关节与腠理之中，形成邪深在里的痹病，应用长针治疗。长针是模仿綦针的式样制作而成的，针长七寸，针体长而针尖锋利，这样就可以刺治深层次的痹病。所以说邪深病久的痹症，用长针治疗。

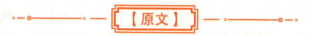

九者野也，野者，人之骨解皮肤之间也，淫邪①流溢于身，如风水之状，不能过于机关大节者也，故为之治大针。大针者，取法于锋针（一作锃针），其锋微员，长四寸，以泻机关内外大气之不能过关节者也。故曰：病水肿不能过关节者，取以大针。

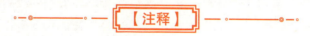

①淫邪：指邪气过盛，蔓延为害。

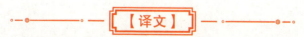

第九种针，在自然与九野相应，在人与周身关节、骨缝和皮肤相应。如果邪气过盛，蔓延到全身，出现浮肿而状似风水病，这是由于水气流注，不能通过大的关节，以致肌肤积水而出现水肿，应采用大针治疗。大针是模仿锋针的式样制作而成的，针尖微圆而粗大如挺，针长四寸，用来治疗大气不能通过关节、积水成肿的病症。所以说，凡病水肿而阻碍大气不能通过关节，应用大针治疗。

【原文】

凡刺之要，官针①最妙。九针之宜，各有所为，长短大小，各有所施，不得其用，病不能移。疾浅针深，内伤良肉，皮肤为痈，疾深针浅，病气不泻，反为大脓。病小针大，气泻太甚，病后必为害；病大针小，大气不泻，亦为后败。夫针之宜，大者大泻，小者不移。以言其过，请言其所施。

【注释】

①官针：指按法定规格制成的针。

【译文】

根据病况以选用符合规格的针具是施用针治的关键。九种针具长短大小不一、作用不同，各有其不同的施用对象。用针不当，疾病就不能除去。病情轻微而针刺深，就会伤及内部未染疾病的肌肉，同时导致外部皮肤发生痈肿；病情严重而针刺浅，邪气不能全部外泄，皮肤上也会出现大的脓肿。小病而用大针，外泄太多而大伤元气，致使病情加重；大病而用小针，邪气不能全部外泄，也未能产生好的效果。选用不符合规格的针具往往是宜用小针而误用了大针，就会损伤元气；宜用大针而误用了小针，就不能祛除病邪。已经说了错用针具的害处，那就让我再来谈谈各种针具的正确使用方法吧。

【原文】

凡刺有九，以应九变：一曰输刺，输刺者，刺诸经荥俞脏俞也。二曰道刺，道刺者，病在上，取之下，刺腑腧也。三曰经刺，经刺者，刺大经①之结络经分也。四曰络刺，络刺者，刺小络之血脉也。五曰分刺，分刺者，刺分肉之间也。六曰大泻刺（一作太刺），大泻刺者，刺大脓以铍针也。七曰毛刺，毛刺者，刺浮痹于皮肤也。八曰巨刺，巨刺者，左取右，右取左也。九曰焠刺，焠刺者，燔针取痹气也。

【注释】

①大经：指深部五脏六腑的经脉。

【译文】

一般说来，针刺的方法有九种，以应对九种不同的病证。第一种叫输刺，就是用来针刺十二经在四肢部位的荥穴和俞穴以及在足太阳经上的五脏俞穴。第二种叫远道刺，顾名思义，就是病在上部的，从下部取穴，针刺足三阳经所属的下肢的俞穴。第三种叫经刺，就是针刺五脏六腑之内的经与络间积聚不通的地方。第四种叫络刺，就是针刺皮下浅表的小络血脉。第五种叫分刺，就是针刺各经肌肉的间隙。第六种叫大泻刺，就是用铍针针刺大的脓疡。第七种叫毛刺，就是针刺皮肤表层的痹病。第八种叫巨刺，就是指身体左侧发病针刺右侧穴位，右侧发病针刺左侧穴位的交叉针刺法。第九种叫焠刺，就是用火将针烧赤刺之，用来治疗寒痹。

【原文】

凡刺有十二节①，以应十二经。一曰偶刺，偶刺者，以手直心若背，直痛所，一刺前，一刺后，以刺心痹，刺此者，旁针之也。二曰报刺，报刺者，刺痛无常处，上下行者，直纳无拔针，以左手随病所按之，乃出针复刺之也。三曰恢刺，恢刺者，直刺旁之，举之前后，恢筋急以治筋痹也。四曰齐刺，齐刺者，直入一，旁入二，以治寒热气小深者，或曰参刺，参刺者，治痹气小深者也。五曰阳刺，阳刺者，正纳一，旁纳四而浮之，以治寒热之博大者也。六曰直针刺，直针刺者，引皮乃刺之，以治寒气之浅者也。七曰腧刺，腧刺者，直入直出，稀发针而深之，以治气盛而热者也。八曰短刺，短刺者，刺骨痹，稍摇而深之，致针骨所，以上下摩骨也。九曰浮刺，浮刺者，旁入而浮之，此治肌急而寒者也。十曰阴刺，阴刺者，左右卒刺之，此治寒厥中寒者，取踝后少阴也。十一曰旁刺，旁刺者，直刺旁刺各一，此治留痹久居者也。十二曰赞刺，赞刺者，直入直出，数发针而浅之出血，此治痈肿者也。

四气、内经中的十二刺法

十二刺	针刺方法	主治
1. 偶刺	前后配刺（一刺前胸腹，一刺后背，直对病所）	心痹
2. 报刺	刺而再刺（刺后不即拔针，以左手按病痛处，再刺）	痛无常处
3. 恢刺	多向刺（刺筋旁，或向前、向后，以恢筋急）	筋痹
4. 齐刺	三针同用（正入一针，傍入二针）	寒痹小深者
5. 阳刺	五针同用（正入一针，傍入四针）	寒痹广大者
6. 直针刺	沿皮刺（提起皮肤乃刺入）	寒气之浅者
7. 输刺	提插深刺（直入直出，慢退针而深入针）	气盛而热者
8. 短刺	近骨刺（稍摇而深入）	骨痹
9. 浮刺	肌肉斜刺（傍入其针而浮之）	肌肤急而寒
10. 阴刺	左右同用（左右同时并刺）	寒厥
11. 旁刺	两针同用（正入一针，旁入一针）	留痹久居者
12. 赞刺	多针浅罨出血（直入直出，多针而浅，出血）	痈肿

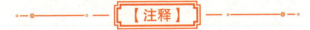

【注释】

①节：作节制讲，就是说有一定法则的意思。

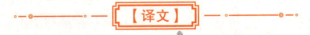

【译文】

针刺的方法还有十二种，以专门应对十二经病变的治疗。第一种叫偶刺，就是刺两次，以手按其胸、背部，找到痛处并进针，前胸、后背各一针，可治疗心痹病。在前胸刺针时，为避免伤及内脏，针尖一定要向两旁倾斜。第二种叫报刺，就是针刺疼痛没有固定部位的病。此病上下妄行，可在痛处垂直进针且留针，用左手在其痛处四周按摩，然后将针拔出，再重复此法进针。第三种叫恢刺，是指紧挨筋脉直接刺患处，前后捻转，使筋脉拘急的症状得以舒缓，可治疗筋痹病。第四种叫齐刺，就是在患处正中直刺一针，两旁各侧刺一针，以治疗患染寒气或痹气范围小但较深的病症，因三针齐下故又称"三刺"。第五种叫阳刺，就是在患处正中刺一针，周围加刺四针，且都用浅刺法，以治疗患染寒气范围较大的病症。第六种叫直针刺，就是提起皮肤将针沿皮直刺，以治疗患染寒气部位较浅的病症。第七种叫腧刺，就是将针垂直进出皮肤，只此一针但针刺较深，以治疗邪气充盛而有热的病症。第八种叫短刺，就是将针刺入皮肤并稍稍摇晃使之深入到骨的附近，上下提插，摩擦骨头，用以治疗骨痹病。第九种叫浮刺，就是在病位旁浮浅地斜刺入肌表，以治疗肌肉挛急而有寒的病症。第十种叫阴刺，就是左右皆刺针，以治疗寒厥病，患染上寒厥病应当刺足内踝后方足少阴经的太溪穴。第十一种叫旁刺，就是在病所的正中及一侧各刺一针，以治疗痹痛久居而不散的病症。第十二种叫赞刺，就是垂直进出针，多发针而浅刺至出血，用来治疗痈肿。

【原文】

脉之所居深不见者刺之，微纳针而久留之，致其脉空，脉气之浅者勿刺，按绝其脉刺之，无令精出，独出其邪气耳。所谓三刺之则谷气①出者，先浅刺绝皮以出阳邪；再刺则阴邪出者，少益深，绝皮致肌肉，未入分肉之间；后刺深之，已入分肉之间，则谷气出矣。故刺法曰：始刺浅之，以逐阳邪之气；后刺深之，以致阴邪之气；最后刺极深之，以下谷气，此之谓也（此文解乃后针道终始篇三刺及至谷邪之文也）。故用针者，不知年之所加，气之盛衰，虚实之所起，不可以为工矣。

【注释】

①谷气：一般指胃气，在这里指水谷精微运化而成的经脉之气。

【译文】

对所在部位深且难以看见的经脉针刺时，应当轻轻地刺入皮肤并使针长时间地停留，以疏导其脉气到达孔穴。对于经脉分布在浅表的，不能直接刺中其脉，必须用手指按压经脉，使血脉绝流，然后再进针，这样就能使精气不外泄，只祛除邪气。所说的刺三针就能使谷气出而产生针感的刺法，就是先浅刺于皮肤表层，使阳邪外泄；再较皮肤表层稍微深刺一些，至肌肉而未到达分肉之间，使阴邪泄出；最后刺至分肉之间，则谷气乃出。所以《刺法》上说：开始浅刺，以祛除邪气使血气流通；而后稍微深刺，以疏泄阴邪；最后刺入极深，以疏导谷气。此即为"三刺"。所以，医生施用针刺治病时，如果不懂得五运六气、血气盛衰的演变规律、经络虚实的形成，就不能成为良医。

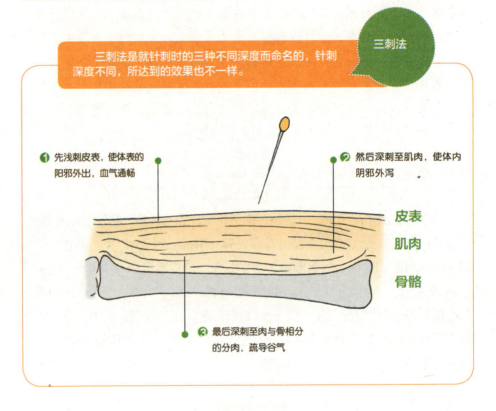

【原文】

凡刺有五，以应五脏。一曰半刺，半刺者，浅纳而疾发针，无针伤肉，如拔发一作毛状，以取皮气，此肺之应也。二曰豹文刺，豹文刺者，左右前后针之，中脉为故，以取经络之血者，此心之应也。三曰关刺，关刺者，直刺左右尽筋上，以取筋痹，慎无出血，此肝之应也。四曰合谷刺，或曰渊刺，又曰岂刺。合谷刺者，左右鸡足，针于分肉之间，以取肌痹，此脾之应也。五曰腧刺，腧刺者，直入直出，深纳之至骨，以取骨痹，此肾之应也。

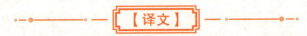

【译文】

刺法有五种，以应合五脏的病变。第一种叫半刺，就是采用浅刺法快速发针，针尖不要伤到肌肉，就如拔毫毛一样，可使皮肤表层的邪气外泄，此刺法专为肺脏而设。第二种叫豹文刺，就是在病变部位四周针刺多针，深度以刺中脉络使其出血为准，此刺法专为心脏而设。第三种叫关刺，就是在左右肢体关节附近直刺至筋脉的尽端处，可用来治疗筋痹病，针刺时千万不要出血，此刺法专为肝脏而设。第四种叫合刺，或叫渊刺，又叫岂刺，就是在患处正中及两侧各刺一针，形如鸡爪，针尖刺至分肉之间，用来治疗肌痹病，此刺法专为脾脏而设。第五种叫腧刺，就是垂直进出针，将针深刺至骨附近，用来治疗骨痹，此刺法专为肾脏而设。

【原文】

问曰：刺有五邪，何谓五邪？对曰：病有持痈者，有大①者，有小②者，有热者，有寒者，是为五邪。凡刺痈邪（用铍针）无迎陇，易俗移性不得脓，越道更行去其乡，不安处所乃散亡。诸阴阳遇痈所者，取之其俞泻也。凡刺大邪（用锋针）日以少，泄夺其有余乃益虚。剽其道，针其邪于肌肉视之，无有乃自直道，刺诸阳分肉之间。凡刺小邪用圆针日以大，补其不足乃无害，视其所在迎之界，远近尽至不得外，侵而行之乃自费。刺分肉之间。凡刺热邪（用镵针）越而沧，出游不归乃无病，为开道乎辟门户，使邪得出病乃已。凡刺寒邪（用毫针）日以温，徐往疾去致其神，门户已闭气不分，虚实得调真气存。

【注释】

①大：指邪气盛大，即实邪。
②小：指正气虚少，即虚邪。

【译文】

问道：我听说有刺五邪的针法，什么是五邪呢？答道：病有因邪气结聚而为痈肿的，有实邪，有虚邪，有热邪，有寒邪，这就名叫五邪。凡针刺痈邪，不要迎着痈邪的旺势在痈处针刺或排脓，应耐心地加以调治，这样痈毒就会不化脓，此时应改换不同的方法进行针刺，使邪毒不在固定的部位留聚，这样，病邪就会渐行消散。无论是阴经或是阳经气滞所形成的痈肿，都在其本经上取穴以泻邪气。凡刺治实邪，应用针刺迫使邪势减小，也就是泻其有余，于是邪气日渐衰退，用砭石打开气血运行的通道，用针刺除去邪气，于是肌肉自然亲附致密，邪气除去则真气的功能恢复正常，因实邪多在三阳，故宜针刺诸阳经分肉间的穴位。凡针刺虚邪，应当运用补法，促使真气逐渐壮大，补充正气的不足，邪气才不会产生危害，同时审察邪气的所在，当其尚未深入的时候，迎而夺之。这样远近的真气都可以恢复正常，邪气就不会由外侵袭人体，体内的邪气也自然得以消散。针刺虚邪之法，当取分肉之间的穴位。凡针刺热邪，应当把邪气发散于外，使之由热转凉，邪被排出后，不再发热，即属无病了。所以针刺时应当为邪气的外出疏通道路，开辟门户，促使邪气得以外出。凡刺寒邪，应当用温法，以保养正气，针刺时缓慢进针，待其得气则急速出针，出针后揉按针孔，使其闭合，正气才不致外散，虚实得以调和，真气就能保存于内。

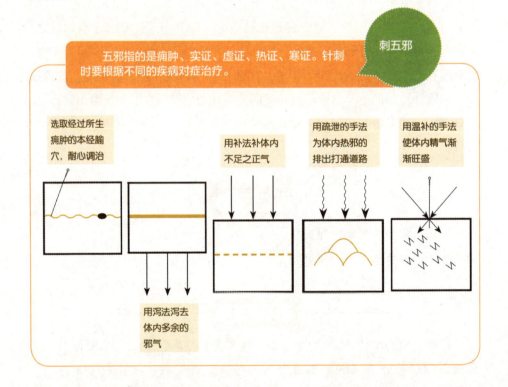

刺五邪

五邪指的是痈肿、实证、虚证、热证、寒证。针刺时要根据不同的疾病对症治疗。

选取经过所生痈肿的本经腧穴，耐心调治

用补法补体内不足之正气

用疏泄的手法为体内热邪的排出打通道路

用温补的手法使体内精气渐渐旺盛

用泻法泻去体内多余的邪气

04 缪刺

【原文】

黄帝问曰：何谓缪刺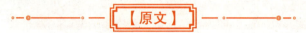？岐伯对曰：夫邪之客于形也，必先舍于皮毛，留而不去入舍于络脉，留而不去入舍于经脉，内连五脏，散于肠胃，阴阳俱感，五脏乃伤，此乃邪之从皮毛而入，极于五脏之次也，如此则治其经焉。今邪客于皮毛，入舍于孙脉留而不去，闭塞不通，不得入经，溢于大络②而生奇病焉。夫邪客大络者，左注右，右注左，上下左右，与经相干，而布于四末。其气无常处，不及于经俞，名曰缪刺。

【注释】

①缪（miù）刺：古代刺法名词。是在身体一侧（左或右侧）有病时，针刺对侧（右或左侧）穴位的一种方法。

②大络：即十五络脉。

【译文】

黄帝问道：什么叫缪刺？岐伯答道：外部邪气侵袭人体，一般情况下，总是先停留于皮肤和须发之间，若没有及时进行治疗清除邪气，邪气就会向里渗入到孙脉中；再停留不去，就进入络脉；若还没有得到清除，邪气就会更进一步地向里传到经脉中，这时病邪就会通过经脉而侵入五脏，布散到人体肠胃中；这时表里都受到邪气侵袭，五脏就要受伤。这是邪气从皮毛而入，最终影响到五脏的次序。像这样，就要治疗其经穴了。如邪气从皮毛侵入，进入孙、络后，就停留而不去，由于络脉闭塞不通，邪气不得入于经脉，于是就流溢于大络中，从而生成一些异常疾病。邪气侵入大络后，在左边的就流窜到右边，在右边的就流窜到左边，或上或下，或左或右，但只影响到络脉而不能进入经脉之中，从而随大络流布到四肢；邪气流窜无一定地方，也不能进入经脉俞穴，所以病气在右而症见于左，病气在左而症见于右，必须右痛刺左，左痛刺右，才能祛邪，这种刺法就名叫缪刺。

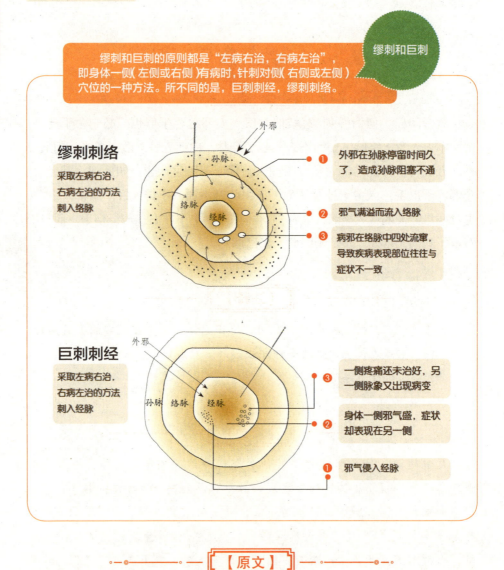

【原文】

问曰：以左取右，以右取左，其与巨刺①何以别之？

对曰：邪客于经也，左盛则右病，右盛则左病，病易且移者，左痛未已而右脉先病，如此者必巨刺之，必中其经，非络脉也，故络病者，其痛与经脉缪处，故曰缪刺（巨刺者刺其经，缪刺者刺其络）。

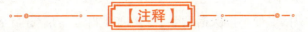

①巨刺：古刺法之一。机体一侧有病，而于对侧选取经穴治疗的方法。

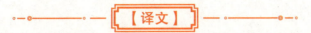

问道：缪刺也是左病右取、右病左取，它和巨刺法怎么区别呢？

答道：邪气侵袭到经脉，如果左边经气较盛则影响到右边经脉，或右边经气较盛则影响到左边经脉；但也有左右相互转移的，如左边疼痛尚未好，而右边经脉已开始有病，像这样，就必须用巨刺法了。但在针刺时必须刺到经脉，而不是刺到络脉。邪气侵入络脉而发生的病变，其疼痛部位与经脉病变所引起疼痛的部位不一致，所以对络脉病变的治疗，应采用缪刺法。

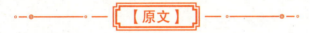

问曰：缪刺取之何如？

对曰：邪客于足少阴之络，令人卒心痛，暴胀，胸胁反满，无积者，刺然骨之前出血，如食顷①而已，左取右，右取左。病新发者，五日已。

【注释】

①如食顷：大约吃一顿饭的时间。

【译文】

问道：怎样运用缪刺？

答道：邪气侵入足少阴经的络脉，使人突然发生心痛，腹胀大，胸胁部胀满但并无积聚，针刺然谷穴出些血，大约过一顿饭的工夫，病情就可以缓解；如尚未好，左病则刺右边，右病则刺左边。新近发生的病，针刺五天就可痊愈。

【原文】

邪客于手少阴一作阳之络，令人喉痹舌卷，口干心烦，臂外廉痛，手不及头，刺手中指当作小指次指爪甲上去端如韭叶各一痏①，壮者立已，老者有顷已，左取右，右取左。此新病，数日已。

【注释】

①痏（wěi）：针刺的次数。

【译文】

邪气侵袭到手少阳经的络脉，则会使人出现喉肿且痛、舌卷曲、口舌发干、心中烦闷、手臂外侧疼痛、抬手不能至头，针刺手小指侧的次指指甲上方，距离指甲如韭菜叶宽的关冲穴，各刺一针。壮年人马上就见缓解，老年人稍待一会儿也就好了。左病则刺右边，右病则刺左边。如果是新近发生的病，几天就可痊愈。

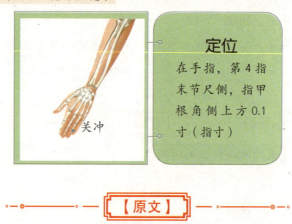

定位

在手指，第4指末节尺侧，指甲根角侧上方0.1寸（指寸）

【原文】

邪客于足厥阴之络，令人卒疝暴痛，刺足大指爪甲上与肉交者①各一痏，男子立已，女子有顷已，左取右，右取左。

【注释】

①足大指爪甲上与肉交者：即趾甲与肉交接处，在此指大敦穴。

【译文】

邪气侵袭足厥阴经的络脉，使人突然发生疝气，剧烈疼痛，针刺足大趾爪甲上与皮肉交接处的大敦穴，左右各刺一针。男子立刻缓解，女子稍待一会儿也就好了。左病则刺右边，右病则刺左边。

【原文】

邪客于足太阳之络，令人头项痛，肩痛，刺足小指爪甲上与肉交者各一痏，立已。不已，刺外踝上三痏，左取右，右取左，如食顷已。

【译文】

邪气侵袭足太阳经的络脉，使人发生头项肩部疼痛，针刺足小趾爪甲上与皮肉交接处的至阴穴，各刺一针，立刻就缓解。如若不缓解，再刺外踝下的金门穴三针，左病则刺右边，右病则刺左边。大约一顿饭的工夫也就好了。

【原文】

邪客于手阳明之络，令人气满胸中，喘急而支胠①，胸中热，刺手大指次指爪甲上去端如韭叶各一痏，左取右，右取左，如食顷已。

【注释】

①胠：指腋下胁上的部位。

【译文】

邪气侵袭手阳明经的络脉，使人发生胸中气满、喘息、胸胁胀满且胸中发热的症状。针刺手大指侧的次指指甲上方，距离指甲如韭菜叶宽的商阳穴，各刺一针。左病则刺右边，右病则刺左边。大约一顿饭的工夫也就好了。

【原文】

邪客于臂掌之间，不得屈，刺其踝后，先以指按之，痛乃刺之，以月死生为数，月生一日一痏，二日二痏，十五日十五痏，十六日十四痏。

【译文】

邪气侵入手厥阴经的络脉，使人发生臂掌之间疼痛，不能弯曲，针刺手腕后方，先以手指按压，找到痛处，再针刺。针刺时，要根据月亮的圆缺来确定针刺的次数，每月从初一到十五，月亮由缺变圆，所以每月初一针刺一次，初二针刺二次，逐日增加一次，至十五那天针刺十五次；从十六到三十，月亮由圆变缺，所以针刺的次数逐日减少一次，例如十六那天针刺十四次，以此类推。

月体卦象与痹病的针刺

痹病的针刺次数要以月的圆缺为依据。月亮由缺变圆的初一，针刺一次，初二针刺二次，……十五针刺十五次。以后逐日减少一次，十六针刺十四次，十七针刺十三次，以此类推。三十月无光，禁刺。

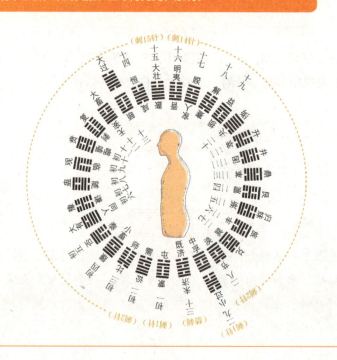

【原文】

邪客于足阳跷之脉，令人目痛从内眦始，刺外踝之下半寸所各二痏，左取右，右取左，如行十里顷而已。人有所堕坠，恶血留于内，腹中胀满，不得前后，先饮利药，此上伤厥阴之脉，下伤少阴之络，刺足内踝之下，然骨之前血脉出血，刺跗上动脉，不已，刺三毛上各一痏，见血立已，左取右，右取左。善惊善悲不乐，刺如上方。

【译文】

邪气侵入足部的阳跷脉，使人发生眼睛疼痛，从眼睛内角开始，针刺外踝下面约半寸后的申脉穴，各刺一针。左病则刺右边，右病则刺左边。大约如人步行十里路的工夫就可以好了。假如人从高处跌倒而受伤，瘀血停留于体内，便会使人出现腹中胀满、大小便不顺畅的症状。治疗时，应先服用通便的药物通利大小便。这是由于坠跌，上面伤了厥阴经脉，下面伤了少阴经的络脉。针刺取其足内踝之下、然谷之前的血脉，刺出其血，再刺足背上动脉处的太冲穴；如果病不缓解，再刺足大趾三毛处的大敦穴各一针，出血后病立即就缓解。左病则刺右边，右病则刺左边。假如有好悲伤或惊恐不乐的现象，刺法同上。

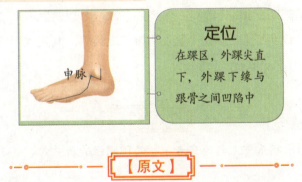

定位
在踝区，外踝尖直下，外踝下缘与跟骨之间凹陷中

【原文】

邪客于手阳明之络，令人耳聋，时不闻音，刺手大指次指爪甲上去端如韭叶各一痏，立闻。不已，刺中指爪甲上与肉交者，立闻，其不时闻者，不可刺也。耳中生风者，亦刺之如此数，右取左，左取右。凡痹行往来无常处者，在分肉间，痛而刺之，以月生死为数。用针者，随气盛衰以为痏数，针过其日数则脱气，不及其日数则气不泻。左刺右，右刺左，病如故，复刺之如法，以月死生为数，月生一日一痏，二日二痏，渐多之，十五日十五痏，

十六日十四痏,渐少之。

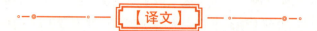

邪气侵入手阳明经的络脉,使人耳聋,间断性失去听觉,针刺手大指侧的次指指甲上方,距离指甲如韭菜叶宽的商阳穴各一针,立刻就可以恢复听觉;再刺中指爪甲上与皮肉交接处的中冲穴,马上就可听到声音。如果是完全失去听力的,就不可用针刺治疗了。假如耳中鸣响,如有风声,也采取上述方法进行针刺治疗。左病则刺右边,右病则刺左边。凡是痹证疼痛走窜,无固定地方的,就随疼痛所在而刺其分肉之间,根据月亮盈亏变化确定针刺的次数。凡有用针刺治疗的,都要随着人体在月周期中气血的盛衰情况来确定用针的次数,如果用针次数超过其相应的日数,就会损耗人的正气,如果达不到相应的日数,邪气又不得泻除。左病则刺右边,右病则刺左边。如果病还没有痊愈,按上述方法再刺。月亮新生的初一刺一针,初二刺二针,以后逐日加一针,直到十五日加到十五针,十六日又减为十四针,以后逐日减一针。

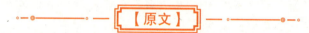

邪客于足阳明之络(《素问》作经,王冰云:以其脉左右交于面部,故举经脉之病,以明缪刺之类),令人鼽衄,上齿寒,刺足大指次指爪甲上与肉交者①各一痏,左取右,右取左。

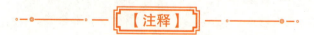

①足大指次指爪甲上与肉交者:指足阳明经的厉兑穴。

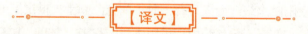

邪气侵入足阳明经的络脉,使人发生鼻塞、衄血,上齿寒冷,针刺足中趾侧的次趾爪甲上方与皮肉交接处的厉兑穴,各刺一针。左病则刺右边,右病则刺左边。

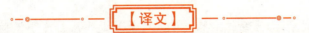

【原文】

邪客于足少阳之络，令人胁痛不得息，咳而汗出，刺足小指次指爪甲上与肉交者各一痏，不得息立已，汗出立止，咳者温衣饮食，一日已。左刺右，右刺左，病立已。不已，复刺如法。

【译文】

邪气侵入足少阳经的络脉，使人胁痛而呼吸不畅，咳嗽而汗出，针刺足小趾侧的次趾爪甲上方与皮肉交接处的窍阴穴，各刺一针，呼吸不畅马上就缓解，出汗也就很快停止了；如果有咳嗽的要嘱其注意衣服饮食的温暖，这样一天就可好了。左病则刺右边，右病则刺左边，疾病很快就可痊愈。如果仍未痊愈，按上述方法再刺。

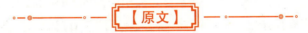

【原文】

邪客于足少阴之络，令人咽痛，不可纳食，无故善怒，气上走贲上，刺足下中央之络各三痏，凡六刺，立已，左刺右，右刺左。

【译文】

邪气侵入足少阴经的络脉，使人咽喉疼痛，不能进饮食，往往无故发怒，气上逆等症状，针刺足心的涌泉穴，左右各三针，共六针，可立刻缓解。左病则刺右边，右病则刺左边。

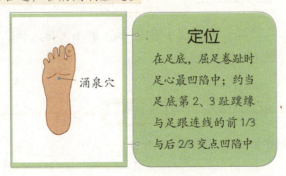

涌泉穴

定位

在足底，屈足卷趾时足心最凹陷中；约当足底第2、3趾蹼缘与足跟连线的前1/3与后2/3交点凹陷中

【原文】

邪客于足太阴之络，令人腰痛，引少腹控䏚，不可以仰息，刺其腰尻之解，两胂之上，是腰俞，以月死生为痏数，发针立已，左刺右，右刺左。

【译文】

邪气侵入足太阴经的络脉，使人腰痛连及少腹，牵引至胁下，不能挺胸呼吸，针刺腰骶部的骨缝当中及两旁肌肉上的下髎穴，这是腰部的俞穴，根据月亮圆缺确定用针次数，出针后马上就好了。左病则刺右边，右病则刺左边。

【原文】

邪客于足太阳之络，令人拘挛背急，引胁而痛，内引心而痛，刺之从项始数脊椎，夹脊疾按之，应手而痛，刺入旁三痏，立已。

【译文】

邪气侵入足太阳经的络脉，使人背部拘急，牵引胁肋部疼痛，针刺应从项部开始沿着脊骨两旁向下按压，在患者感到疼痛处周围刺三针，病立刻就好。

【原文】

邪客于足少阳之络，令人留于枢中①痛，髀不可举，刺枢中以毫针，寒则留针，以月生死为痏数，立已。

【注释】

①枢中：即髀枢之中，当环跳穴处。

【译文】

邪气侵入足少阳经的络脉，使人环跳部疼痛，腿骨不能举动，以毫针刺其环跳穴，有寒的可留针久一些，根据月亮盈亏的情况确定针刺的次数，很快就好。

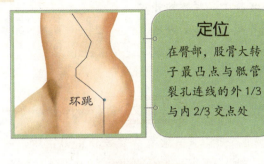

定位
在臀部，股骨大转子最凸点与骶管裂孔连线的外1/3与内2/3交点处

【原文】

诸经刺之，所过者不病，则缪刺之。耳聋刺手阳明[1]；不已，刺其过脉出耳前者。齿龋刺手阳明，立已；不已，刺其脉入齿中者，立已。

【注释】

[1]手阳明：在此指商阳穴。

【译文】

治疗各经疾病用针刺的方法，如果经脉所经过的部位未见病变，就应用缪刺法。耳聋针刺手阳明经商阳穴，如果不好，再刺其经脉走向耳前的听宫穴。蛀牙病刺手阳明经的商阳穴，如果不好，再刺其走入齿中的经络，很快就见效。

【原文】

邪客于五脏之间，其病也，脉引而痛，时来时止，补其病脉，缪刺之于手足爪甲上[1]，视其脉，出其血，间日一刺，一刺不已，五刺已。

缪传[2]引上齿，齿唇寒（《素》多一痛字），视其手背脉血者去之，刺足阳明中指爪甲上一痏，手大指次指爪甲上各一痏，立已，左取右，右取左。

嗌[3]中肿，不能纳唾，时不能出唾者，缪刺然骨之前出血，立已，左取右，右取左。

【注释】

①手足爪甲上：指十二经脉的井穴。
②缪传：即病邪交错相传的意思。
③嗌：咽喉。

【译文】

邪气侵入到五脏之间，其病变表现为经脉牵引作痛，时痛时止，根据其病的情况，在其手足爪甲上进行缪刺法，择有血液瘀滞的络脉，刺出其血，隔日刺一次，一次不见好，连刺五次就可好了。

阳明经脉有病气交错相传而牵引上齿，出现唇齿寒冷疼痛，可视其手背上经脉有瘀血的地方针刺出血，再在足阳明中趾爪甲上刺一针，在手大拇指侧的次趾爪甲上的商阳穴各刺一针，很快就好了。左病则刺右边，右病则刺左边。

咽喉肿胀，不能吞咽和吐出唾液的，针刺足少阴的然谷穴，使之出血，很快就好。左病则刺右边，右病则刺左边。

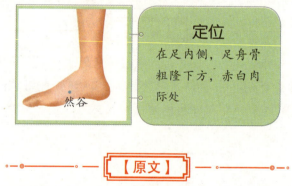

定位

在足内侧，足舟骨粗隆下方，赤白肉际处

【原文】

邪客于手足少阴、太阴（一作阳）、足阳明之络，此五络者，皆会于耳中，上络左角，五络俱竭，令人身脉皆动，而形无知也，其状若尸，或曰尸厥①，刺足大指内侧爪甲上去端如韭叶，后刺足心，后刺足中指爪甲上各一痏，后刺手大指内侧爪甲去端如韭叶，后刺手少阴兑骨之端各一痏，立已（《素问》又云后刺手心主者，非也）。不已，以竹管吹其两耳中，剔其左角之发方寸，燔治，饮以美酒一杯，不能饮者，灌之立已。

【注释】

①尸厥：突然昏倒不省人事。状如昏死，患者呼吸微弱，脉象极细，或毫不应指，故乍看似死，须认真诊察和及时抢救。

【译文】

邪气侵入到手少阴经、足少阴经、手太阴经、足太阴经和足阳明经的络脉中，由于这五条络脉皆在耳内会聚，向上连着左额角部位，所以此五条络脉的经气衰竭了，就会使人全身的经脉受到影响，形体麻木失去知觉，就像死尸一样，这种现象称为尸厥。这时应当针刺其足大趾内侧爪甲距离爪甲有韭菜叶宽的隐白穴，再刺足中趾爪甲上的历兑穴，各刺一针；然后再刺手大指内侧距离爪甲有韭菜叶宽的少商穴，再刺手少阴经在掌后锐骨端的神门穴，各刺一针，当立刻清醒。如仍不好，就用竹管吹患者两耳之中，并把患者左边头角上的头发剃下来，取一方寸左右，烧制为末，用好酒一杯冲服，如因失去知觉而不能饮服，就把药酒灌下去，很快就可恢复过来。

【原文】

凡刺之数，先视其经脉，切而循之，审其虚实而调之，不调者，经刺之，有痛而经不病者，缪刺之，因视其皮部有血络者尽取之，此缪刺之数也。

【译文】

凡是针刺治病的原则，都应首先仔细地观察和切按患者的经脉，审察疾病的虚实再进行适当的调理。如果患者的经脉有偏实或偏虚的情况，就用巨刺法。如果患者有疼痛的症状，但经脉没有病，就用缪刺法。而且还要观察患者的皮下经脉，有瘀血的经络，应针刺至出血，以清除其中的瘀血，这就是缪刺的方法。

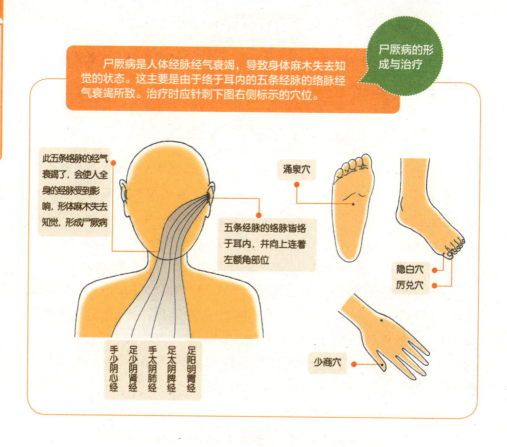

尸厥病的形成与治疗

尸厥病是人体经脉经气衰竭，导致身体麻木失去知觉的状态。这主要是由于络于耳内的五条经脉的络脉经气衰竭所致。治疗时应针刺下图右侧标示的穴位。

05 CHAPTER 针道

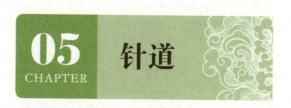

【原文】

夫针之要①，易陈②而难入。粗守形，工守神，神乎神，客在门，未睹其病，恶知其源③？刺之微④，在速迟，粗守关，工守机，机之不动，不离其空，空中之机，清静以微，其来不可逢，其往不可追。知机道者，不可挂以发，不知机者，叩之不发，知其往来，要与之期，粗之暗乎，妙哉工独有之也。往者为逆，来者为顺，明知逆顺，正行无问。迎而夺之，恶得无虚，追而济之，恶得无实，迎而随之，以意和之，针道毕矣。

【注释】

①要：要领。
②陈：述说的意思。
③恶知其源：诊断术语，意思是真知其病情（疾病的起因、变化的情况），而无两可之见。
④微：细致入微。

【译文】

用针的要领，说起来容易掌握，但要达到精妙的地步却很困难。一般平庸的医生只知道拘泥于观察患者的形体，仅从外表来辨别病情，而高明的医生则能根据患者的神气盛衰和气血虚实变化来加以针治。气血循行于经脉，出入有一定的门户，病邪也能从这些门户侵入体内。若不详细了解病情，认清疾病的本质，怎么能知道疾病发生的原因而给以正确的治疗呢？针刺的微妙关键在于疾徐手法的运用。平庸的医生只知道死守与症状相对应的若干穴位来进行治疗，而高明的医生却注重观察患者经络中气机的变化，并以此为依据来选取相应的穴位进行治疗。经气的循行离不开穴位孔窍，这些穴位孔窍中气机的变化细小而微妙。当邪气正盛时，切不可迎而用补法；当邪气已去时，不宜追而用泻法。懂得依据经气虚实变化而施治的医生，不会有毫发差错；不懂得经气虚实变化道理的人，就如同扣在弦上的箭，不能及时准确地射出一样。只有掌握经气往来逆顺的变化，才能把握住针刺的正确时机。平庸的医生对此昏昧无知，只有高明的医生才能体察到其中的奥妙。经气的逆顺：气去的，脉虚而小为逆；气来的，脉平而和为顺。明白经气往来逆顺的变化，就可以大胆地施行针法。迎着经脉的循行方向进针，与其来势相逆，施用泻法，邪气就会由实转虚；随着经脉的循行方向进针，与其去势相顺，施用补法，正气就会由弱变强。因此，正确掌握迎随的补泻方法，用心体察气机虚实变化的奥妙，掌握了这个关键，针刺的道理也就大体完备了。

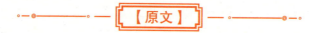
【原文】

凡用针者，虚则实之，满则泄之，菀陈①则除之，邪胜则虚之。《大要》曰：徐而疾则实，疾而徐则虚。言其实与虚，若有若无，察后与先，若存若亡，为虚为实，若得若失。虚实之要，九针最妙，补泻之时，以针为之。泻曰迎之，迎之意，必持而纳之，放而出之，排阳出针②，疾气得泄，按而引针，是谓内温，血不得散，气不得出。补曰随之，随之意，若忘之，若行若按，如蚊虻止，如留如环，去如绝弦，令左属右，其气故止，外门已闭，中气乃实，必无留血，急取诛之。

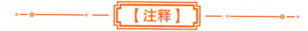
【注释】

①菀（yù）陈：指血瘀滞不通。
②排阳出针：指出针时摇大针孔的意思。

【译文】

一般针法的运用原则是：虚证用补法，实证用泻法，气血瘀结的则用破血行气法，邪气盛的则用攻邪法。《大要》说：徐缓进针而急速出针，则能使正气充实，这是补法；急速进针而徐缓出针，则能使邪气随针外泄，这是泻法。针下有气的为实，针下无气的为虚。通过考察病情的缓急，决定补泻的先后顺序。根据气的虚实，来决定留针或出针。所谓实与虚，就是对于正气虚的，采用补法，使患者感到若有所得；对于邪气盛的，采用泻法，使患者感到若有所失。虚实补泻的要点，以运用九种不同的针具和手法最为奇妙，补泻的合适时机都可利用针刺的手法来实现。所谓泻法，就是要很快持针刺入，而得气后要缓慢地将针退出，并摇大针孔，在属阳的体表部位，通过针刺，使邪气随针外泄。若出针时按住针孔，就会使血气蕴蓄于内，瘀血不能泄散，邪气也不能外出，这是一般所说的内温。所谓补法，就是指顺着经脉循行的方向进针，在行针导气、按穴下针时手法熟练轻巧，就像蚊虫叮在皮肤上的感觉，似有似无。出针时，要迅速，像箭离弦那样快，当右手出针时，左手应当随即按住针孔，使经气因此而留止，像把外面的门关起来一样，中气自然就充实了。应当防止瘀血停留，若有瘀血，应及时除去。

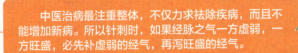

中医治病最注重整体，不仅力求祛除疾病，而且不能增加新病。所以针刺时，如果经脉之气一方虚弱，一方旺盛，必先补虚弱的经气，再泻旺盛的经气。

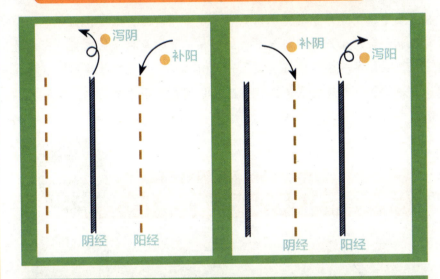

阴经的邪气旺盛而阳经的正气虚弱，应先用补法补足阳经的正气，再用泻法祛除阴经的邪气，如此可使阴阳之气得以调节至平衡

阴经的正气虚弱而阳经的邪气旺盛，应先用补法补足阴经的正气，再用泻法祛除阳经的邪气，如此使阴阳之气得以调节至平衡

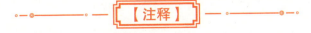

持针之道，坚者为实（《素问》作宝），正指直刺，无针左右，神在秋毫[1]，属意病者，审视血脉，刺之无殆[2]。方刺之时，必在悬阳，及与两衡（一作冲），神属勿去，知病存亡。取血脉者，在俞[3]横居，视之独满，切之独坚。

【注释】

①神在秋毫：聚精会神，明察秋毫。

②殆：危害的意思。

③俞：指腧穴。

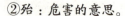

【译文】

持针的方法，以紧握针柄最为重要。进针时用右手拇、食、中三指夹持针具，下针要端正直刺，针体不可偏左偏右。在操作过程中，持针者精神要集中，注意针下的感觉，并留意观察患者，仔细审视血脉虚实，这样针刺就不会发生危险。将要针刺的时候，要注意患者的双目及面部神色的变化，以体察其神气的盛衰，不可稍有疏忽，从而测知疾病的好坏和转归。如果血脉横布在腧穴周围，看起来很清楚，用手按切也感到坚实，这是结络不通，应当刺除瘀血，以解其结。

针刺时，持针的姿势很重要，一般根据用指的多少，又分为二指持针法、三指持针法、四指持针法。

持针的方法

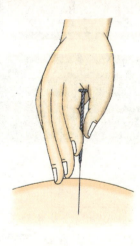

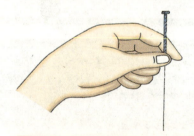

二指持针

用右手拇食两指指腹执持针柄，针身与拇指呈90°。一般用于针刺浅层腧穴的短毫针常用持针法

> 持针的方法
>
> 针刺时，持针的姿势很重要，一般根据用指的多少，又分为二指持针法、三指持针法、四指持针法。

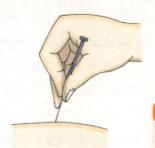

三指持针

用右手拇指、食指、中指指腹执持针柄。一般用于长针深刺的持针法

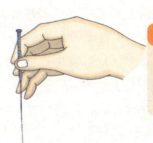

四指持针

用右手拇指、食指、中指、无名指指腹执持针柄，小指指尖抵于针旁皮肤，支持针身垂直。一般用于长针深刺的持针法

【原文】

夫气之在脉也，邪气在上①，浊气②在中，清气③在下。故针陷脉则邪气出，针中脉则浊气出，针太深则邪反沉，病益甚。故曰：皮肉筋脉，各有所处，病各有所舍，针各有所宜，各不同形，各以任其所宜，无实实虚虚，损不足，益有余，是为重病，病益甚。取五脉④者死，取三脉⑤者恇⑥，夺阴者厥，夺阳者狂，针害毕也。

【注释】

①邪气在上：邪气，指八风邪气。伤于风者，上先受之，故说邪气在上。
②浊气：指水谷存积之气。
③清气：指冷湿地气。

④五脉：指五脏五腧。

⑤三脉：指手足三阳，即六腑六腧。

⑥恇（kuāng）：虚怯。

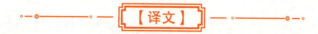

大凡邪气侵入了人体经脉，风热阳邪常侵犯上部，食积秽浊之气往往停留在中部，清冷寒湿邪气常侵犯下部。因此，在针刺的时候，上部取筋骨陷中的腧穴，可以祛除风热之邪；针刺中部阳明经合穴，可以祛除胃肠浊气。但如果病在浅表而针刺太深，则会引邪入里，邪气随之深入而加重病情。所以说，皮、肉、筋、脉，各有一定的部位，病邪侵入，各有一定的处所，而每种病也各有与之相适应的治疗方法。九针的形状都不相同，各有其相适应的病症，要根据病情适当选用，实证不可以用补法，虚证不可以用泻法。如果正气不足反用泻法或邪气有余反用补法，就会加重病情。精气不足的患者，如果误泻五脏阴经之气，就会使患者阴虚而死亡；阳气不足的患者，如果误泻六腑阳经之气，就会使患者正气衰弱而精神错乱。总之，误泻阴经，使脏气耗竭，就会导致死亡；误泻阳经，耗伤了六腑阳气，则会使人发狂，这些都是误用补泻的害处。

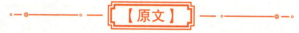

知其所苦。膈有上下，知其气之所在①。先得其道，布而逐之（《太素》作希而疏之），稍深而留之，故能徐入之。

大热在上者，推而下之。从下上者，引而去之。视前痛者，常先取之。大寒在外，留而补之。入于中者，从合泻之，针所不为，灸之所宜。上气不足，推而扬之；下气不足，积而从之。阴阳皆虚，火自当之。厥而寒甚，骨廉陷下，寒过于膝，下陵三里，阴络所过，得之留止。寒入于中，推而行之。经陷下者，即火当之。结络坚紧，火之所治。不知其苦，两蹻之下，男阳女阴，良工所禁，针论毕矣。

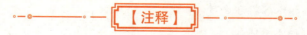

①膈有上下，知其气所在：膈的上下有不同的脏器，应该知道病气所在，

以进一步知晓具体什么脏器的病变。

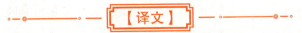

心肺居于膈上属阳，肝脾肾居于膈下属阴，通过审察膈肌上下，判断病气所在的部位。先明确经脉循行的规律，然后才能进针，依据病情，正确选择穴位。

热邪滞留于身体上半部的，可针刺推热下行；热邪从下逆行于上的，可针刺导引邪热消散；痛有先后，先痛者先治；邪气在外，当留针补阳，助阳以散寒；寒气入于体内，可以取合穴，针刺去寒。凡病有不宜应用针刺的，可用艾灸法。上气不足的，当引导其气上行以补其气；下气不足的，当留针随气而补益其下部之气；假若阴阳之气均不足，可用艾灸治疗；寒邪凝结、经脉下陷的，当用艾灸治疗，以驱散寒邪；络脉因寒邪聚结而坚紧的，同样采用艾灸治疗；假若患者不知病痛的确切部位，男子当灸阳跷的申脉穴，女子当灸阴跷的照海穴，而男灸照海，女灸申脉，则是高明医生应当禁忌的。能熟练地掌握和运用这些技术，用针的理法就完备了。

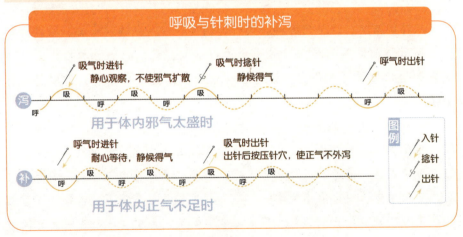

呼吸与针刺时的补泻

【原文】

凡刺，虚者实之，满者泄之，此皆众工之所共知也。若夫法天则地，随应而动，和之若响，随之若影，道无鬼神，独来独往①。

凡刺之真，必先治神，五脏已定，九候已明，后乃存针。众脉②所（《素》作不）见，众凶所（《素》作弗）闻，外内相得，无以形先，可玩往来，乃施于人。虚实之要，五虚勿近，五实勿远，至其当发，间不容瞚③，手动若务，针耀而匀。静意视义④，观适⑤之变，是谓冥冥⑥，莫知其形，见其乌乌，见其稷稷，从见其飞，不知其谁。伏如横弩，起若发机。刺虚者须其实，刺实者须其虚。经气已至，慎守勿失，深浅在志，远近若一，如临深渊，手如握虎，神无营于众物。

【注释】

①独来独往：形容能运用自如，灵活而高妙的治疗技术。
②众脉：指众多脉象。
③瞚（shùn）：同瞬，时间短暂之意。
④义：合宜。
⑤适：到达的意思。
⑥冥冥：专默精诚的意思。

【译文】

凡针刺治病，虚证用补法，实证用泻法，这是所有医生都知道的。如果依照天地阴阳的道理，随其变化进行针刺，就能达到如响应声、立竿见影的治疗效果。实质上并没有鬼神帮助，掌握这些道理，就能运用自如了。

针刺的关键，首先一定要聚精会神，待弄清五脏虚实，九候脉诊已明，再针刺。还要注意有没有真脏脉出现，五脏有无败绝现象，外形与内脏是否协调，不能单独以外形为依据，更要熟悉经脉血气往来的情况，才可施针于患者。患者有虚实之分，见到五虚，不可草率下针治疗，见到五实，不可轻易放弃针刺治疗，应该要掌握针刺的时机，不然在瞬息之间就会错过机会。针刺时手的动作要专一协调，针要洁净而均匀，平心静意，看适当的时间，好像鸟一样集合，气盛之时，好像稷一样繁茂。气之往来，正如见鸟之飞翔，而无从捉摸他形迹的起落。所以用针之法，当气未至的时候，应该留针候气，正如横弩之待发，气应的时候，则当迅速起针，正如弩箭之疾出。刺虚证，须用补法，刺实证，须用泻法；当针下感到经气至，则应慎重掌握，不失时机地运用补泻方法。针刺无论深浅，全在灵活掌握,取穴无论远近,候针取气的道理是一致的,针刺时都必须精神专一,好像面临万丈深渊,小心谨慎,又好像手中捉着猛虎那样坚定有力,全神贯注,不受外界事物干扰。

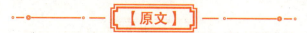

黄帝问曰:愿闻禁数①。岐伯对曰:脏有要害,不可不察,肝生于左,肺藏于右,心部于表,肾治于里,脾为之使,胃为之市,膈肓之上,中有父母②,七节之旁,中有志心(《素》作小心),顺之有福,逆之有咎③。

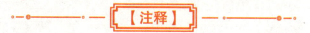

①禁数:禁,禁忌;数,几;禁数,指禁止针刺的地方有多少。
②父母:指心肺两脏。
③咎(jiù):灾祸。

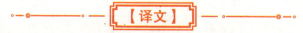

黄帝问道:我想了解人体禁刺的部位。岐伯答道:人体五脏各有其要害之处,不可以不仔细观察!肝气生发于左,肺气肃降于右,心脏调节在表的阳气,肾脏管理在里的阴气,脾主运化,水谷精微赖以转输,胃主受纳,饮食水谷汇聚于此。膈肓的上面,有维持生命活动的心、肺两脏,第七椎旁的里面有心包络。上述部位都应该禁刺,针刺时避开这些部位,就有利于治疗,违背了,则会给人体造成祸害。

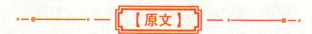

泻必用方(《太素》作员),切而转之,其气乃行,疾入徐出,邪气乃出,伸而迎之,摇大其穴,气出乃疾。补必用员(《太素》作方),外引其皮,令当其门,左引其枢,右推其肤,微旋而徐推之,必端以正,安以静,坚心无解,欲微以留,气下而疾出之,推其皮,盖其外门,真气乃存。用针之要,勿忘养神。①

【注释】

①用针之要,勿忘养神:指用针的关键在于调养神气、推动生机,以扶正祛邪。

【译文】

泻必用方,就是要在患者吸气的时候按其腧穴而进针,再等到他吸气的时候捻转针,才能使经气通行。当吸气时快进针,当呼气时慢出针,邪气才能外出,进针时,迎其气之来势而行针,出针时,摇大针孔,邪气就可以出得更快。补必用员,就是采用补法时必须安静、从容、和缓,按抚皮肤肌肉,左手按住穴位中心,右手推针进入穴位,微微捻转针体,缓慢地推针深入,必须使针体端正,同时术者要平心静气,安神定志,坚持不懈地以候气至,气至后稍微留针,待经气流通就马上出针,揉按皮肤,掩闭针孔,这样使真气留存于内而不外泄。用针的奥妙和关键,在于调养神气,这一点千万不要忽略。

【原文】

泻者,以气方盛,以月方满,以日方温,以身方定,以息方吸而纳针,乃复候其方吸而转针,乃复候其方呼而徐引针。补者,行也,行者,移也。刺必中其荣,复以吸排针也。必知形之肥瘦,荣卫血气之衰盛。血气者,人之神,不可不谨养。

形乎形,目瞑瞑,扪其所痛(《素》作问其所痛),索之于经,慧然①在前,按之弗得,不知其情,故曰形。

神乎神,耳不闻,目明心开而志光,慧然独觉,口弗能言,俱视独见,象若昏,昭然独明,若风吹云,故曰神。三部九候为之原,九针之论不必存。

【注释】

①慧然:慧,明敏;慧然,明白的意思。

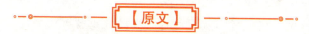

用泻法时，要当患者正气方盛，月亮方满，天气方温和，身心方稳定的时候，并且要在患者吸气的时候进针，再等到他吸气的时候转针，还要等他呼气的时候慢慢地拔出针来。用补法时，就是行气。行气就是导移其气以至病所，而使气血旺盛。针要刺到患者的营分，还要在他吸气时拔针。但在运用补泻时，必须根据患者形体的肥瘦，营卫血气的盛衰。因为血气是人之神的物质基础，不可不谨慎的保养。

所谓形，就是反映于外的体征，体表只能察之概况，但只要问明发病的原因，再仔细诊察经脉变化，则病情就清楚的摆在面前，要是按寻之仍不可得，那么便不容易知道他的病情了，因外部有形迹可察，所以名叫形。

所谓神，是指耳朵虽未听到，眼睛也虽未看到，但内心却很清楚地领悟到了，不能用口表达出来。虽有很多人在观察，却只有我一人见到了，原来还很模糊，现在突然变得很清楚了，就好像风吹浮云一样，所以名叫神。以三部九候诊法为本源，能够领悟出神的妙用，《九针》的理论不必拘守。

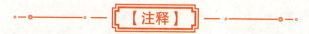

凡刺之而气不至，无问其数①；刺之而气至，乃去之，勿复针。针各有所宜，各不同形，各任其所为。刺之要，气至而效，效之信，若风吹云，昭然于天，凡刺之道毕矣。

【注释】

①数：指呼吸的次数，古时留针时间的长短，以呼吸定之。

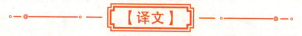

凡下针后，如果没有得气，不管次数多少，都应当施行手法以候经气的到来；下针如果得气，就可以出针，不必再行针刺和留针了。九针各有不同的功用，针的形状不同，适用的部位也不相同，要根据病情选用，这

是针刺的要点。针下得气，表明有疗效。疗效显著的，就像风吹云散，重见天日一样，针刺的道理，基本上算是完备了。

【原文】

节之交，凡三百六十五会，知其要者，一言而终，不知其要者，流散无穷，所言节者，神气之所游行出入也，非皮肉筋骨也。

睹其色，察其目，知其散复。一其形，听其动静，知其邪正。右主推之，左持而御之，气至而去之。

凡将用针，必先视脉气之剧易，乃可以治病。五脏之气已绝于内，而用针者反实其外，是谓重竭，重竭必死，其死也静，治之者，辄反其气，取腋与膺；五脏之气已绝于外，而用针者，反实其内，是谓逆厥，逆厥则必死，其死也躁，治之者，反取四末。刺之害，中而不去则精泄；害中而去则致气。精泄则病甚而恇，致气则生为痈疡。

【译文】

人体关节交接部位，共有三百六十五个会合处，如果掌握了它的特点，懂得了其中的要领，用一句话就可以说明；如果不懂得其中的要领，就会漫无边际抓不住头绪，从而对这么多腧穴也就无法完全了解。需要指出的是，这里所说的关节部位的空隙处，是指神气游行出入的地方，不是指皮肉筋骨的局部形态。

观察患者面色和眼睛的变化，可知病气的存在和消散。从总体出发，做到察行观色和诊脉的大小动静，可知疾病是由正邪还是虚邪所引起的。针刺时，用右手推，以使针进，用左手护持针身的这种进出针时左右两手不同的姿势和动作。施用补泻手法进行针刺时，下针后针下得气，待气机平和，就应该出针。

凡是在针刺之前，医生必须先诊察脉象，知道脏气的虚实，才可以制订相应的治疗措施。如果五脏的阴经在里面已经竭绝了，反用针补在外的阳经，则阳愈盛阴愈虚，这名叫重竭，重竭必然会致人死亡，但患者死亡时的表现是安静的。形成重竭的主要原因，是医者误治，违反了脏气阴虚理应补脏的原则，而取腋下和胸部脏气所出的俞穴促使脏气愈趋虚竭。如果五脏的阳气在外面已经虚竭了，反用针补在内的阴经，则阴愈盛阳愈虚了，引起四肢厥冷，名叫逆厥，逆厥也必然致人死亡，但患者死亡时表现得很烦躁。这也是由于医者误治，违反了阳气已虚理应补阳的原则，反而取四肢末端的穴位，促使阳气虚竭所致。针刺已刺中病邪要害而不出针，反而会使精气外泄；没有刺中病邪要害而出针，就会使邪气留滞不散。如果出针太迟，损耗了精气，病情就会加重，甚至造成形体衰败；如果出针太快，邪气就会留滞，使肌肤上发生痈疡。

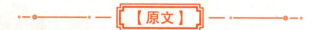

【原文】

刺针必肃①，刺肿摇针，经刺勿摇，此刺之道也。

刺诸热者，如手探汤；刺寒清者，如人不欲行。

刺虚者，刺其去；刺实者，刺其来。

刺上关者，欨②不能欠；刺下关者，欠不能欨；刺犊鼻者，屈不能伸；刺内关者，伸不能屈。

病高而内者，取之阴陵泉；病高而外者，取之阳陵泉。阴有阳疾者，取之下陵三里，正往无殆，气下乃止，不下复始矣。

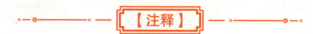

【注释】

①肃：严肃。
②欨（qū）：大张口之意。

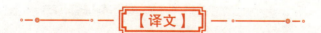

【译文】

在用针刺治病的时候，必须注意安静严肃，以候其气；如刺脓肿的病，可以用摇针手法以出脓血；如刺经脉的病，就不要摇针，这是刺法的一般规矩。

针刺治疗各种热病，应当浅刺快刺，就好像用手去试探沸腾的汤水一样，一触即起；针刺治疗阴寒疾病，应当深刺留针，就好像旅人留恋着家乡，不愿走开那样。

在进行针刺治疗时，属于虚证的，应该顺着脉气去的方向转针；属于实证的，应该迎着脉气来的方向转针。

针刺上关穴时,要张口取穴而不能闭口,因为张口才有空隙;针刺下关穴时,要闭口取穴而不能张口,因为闭口下关穴处才有空隙;针刺犊鼻穴时,要屈膝取穴而不能伸足,因为屈膝空隙明显;针刺外关穴和内关穴时,前臂要伸展而不能弯曲,因为屈臂针就不能进去。

征候出现在上部而属于在内的脏病,可取足太阴经的阴陵泉穴进行治疗;征候出现在上部而属于在外的腑病,可取足少阳经的阳陵泉穴进行治疗。阴分出现热象的患者,应取用阳明经的足三里穴进行治疗,准确刺入而不要懈怠,邪气退了便应出针,如果邪气不退,则应继续针刺。

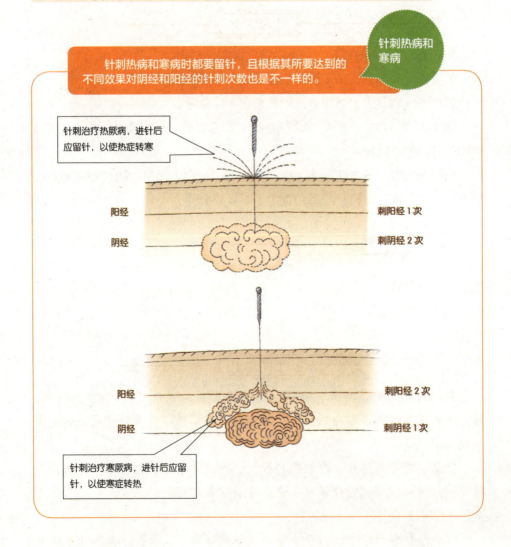

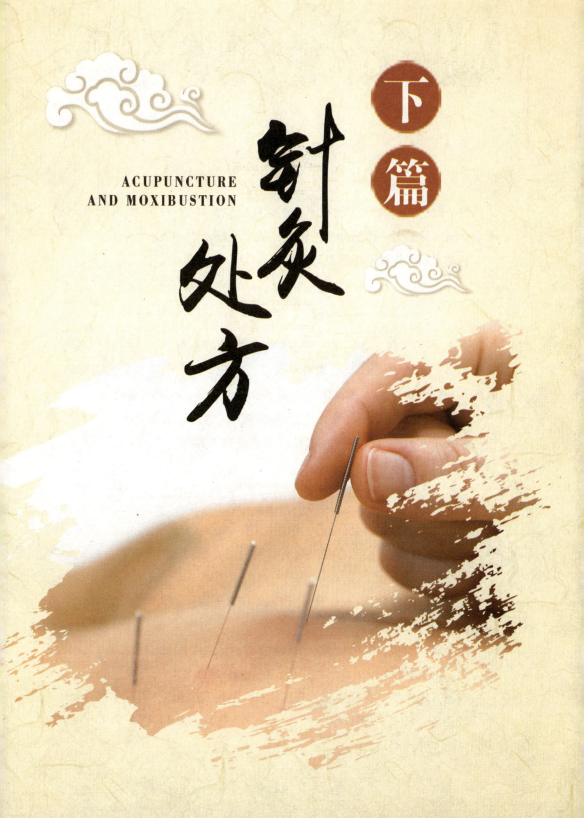

下篇
针灸处方
ACUPUNCTURE AND MOXIBUSTION

01 大寒内薄骨髓阳逆发头痛

【原文】

黄帝问曰：病头痛，数岁不已，此何病也？岐伯对曰：当有所犯大寒，内至骨髓，骨髓者，以脑为主，脑逆，故令头痛，齿亦痛。

阳逆头痛，胸满不得息，取人迎。

【译文】

黄帝问道：有人患头痛已经多年不愈这是怎么得的？名叫什么病呢？岐伯答道：此人当受过严重的寒邪侵犯，寒气向内侵入骨髓，脑为髓海，寒气由骨髓上逆于脑，所以使人头痛，齿为骨之余，故牙齿也痛。

如果是因风寒邪气入里化热，邪热向上逆行，就会出现头痛、胸中满闷、呼吸不利的症状，治疗时应取足阳明经的人迎穴。

【原文】

厥头痛[①]，面若肿起而烦心，取足阳明、太阳（一作阴）。

厥头痛，脉痛，心悲喜泣，视头动脉反盛者乃刺之，尽去血，后调足厥阴。

厥头痛，噫（《九虚》作意），善忘，按之不得，取头面左右动脉，后取足太阳（一作阴）。

厥头痛，员员[②]而痛（《灵枢》作贞贞头重），泻头上五行，行五[③]，先取手少阴，后取足少阴。

头痛，项先痛，腰脊为应，先取天柱，后取足太阳。

厥头痛，痛甚，耳前后脉骨（一本作涌热），先泻其血，后取足太阳、少阴（一本亦作阳）。

厥头痛，痛甚，耳前后脉涌有热，泻其血，后取足少阳。

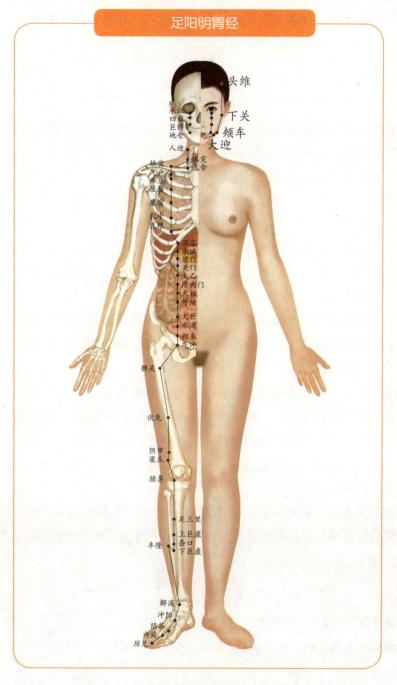

足阳明胃经

【注释】

①厥头痛：厥，逆的意思，邪气上逆所致的头痛。

②员员：旋转的意思。

③头上五行，行五：头部的二十五个腧穴，分布在五条经脉上，每行五穴。

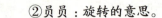
【译文】

经气上逆而导致头痛的，称为厥头痛。如果伴有面部浮肿、心烦等症状，可以针刺足阳明经和足太阳经的穴位进行治疗。

患了厥头痛，如果表现为头部脉络跳痛、心情悲伤、常常哭泣，经诊察，其头部络脉搏动明显且有充血的情况，治疗时可以针刺放出恶血，然后调治足厥阴经。

患了厥头痛，如果表现为记忆力减退、嗳气、头痛时用手按头，却找不到疼痛的具体位置，那治疗时可以针刺头面部左右的动脉，祛除邪气，然后再针刺足太阳经加以调理。

患了厥头痛，如果表现为头沉重、痛而不移，则应针刺头上纵行排列的五条经脉中的穴位，每行中选取五个，用以祛除邪气。先泻手少阴经，然后调补足少阴经。

患了头痛，如果表现为项部先痛，而后腰脊也随之作痛，在治疗时应先针刺足太阳经的天柱穴，然后再针刺该经的其他相应穴位进行治疗。

患了厥头痛，如表现为头痛严重，耳朵前后的动脉搏动较甚，这是热邪逆上所致，治疗时应先刺破其脉络以泻其瘀血，然后再取足太阳经、足少阴经上的穴位进行调治。

患了厥头痛，如表现为头痛严重，耳朵前后的脉络充盛、发热，治疗时应先刺破其脉络将血放出，然后再取足少阳经上的穴位进行调治。

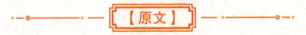
【原文】

真头痛①，痛甚，脑尽痛，手足寒至节，死不治。

头痛不可取于俞，有所击坠，恶血在内，若内伤痛，痛未已，可即刺之，不可远取。

头痛不可刺者，大痹②为恶风日作者，可令少愈，不可已。

头寒痛，先取手少阳、阳明，后取足少阳、阳明。

【注释】

①真头痛：手三阳经受风寒侵袭，伏留不去，叫厥头痛；入连于脑者，叫真头痛。

②大痹：寒湿之气侵入于脑，即为大痹头痛。

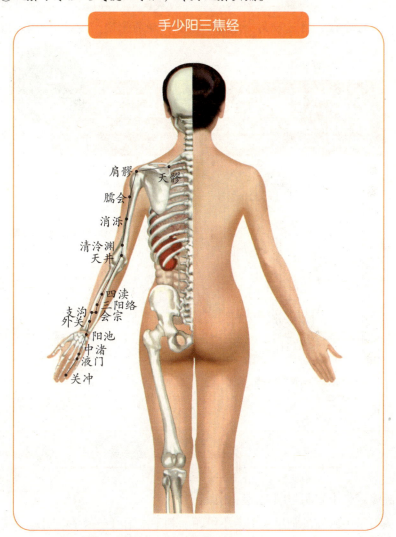

手少阳三焦经

【译文】

如患真头痛，疼痛剧烈，整个脑袋都痛，手脚冰冷直达肘膝关节，就是不可治的死证。

头痛是不能取俞穴治疗的，撞击摔跤之类的外伤、有瘀血留在体内的、因体内损伤而疼痛不止的，只能在局部针刺进行止痛，不可远端取穴。

严重的痹病造成的头痛是不能使用针刺方法治疗的，要是每逢刮风的日子就加重，针刺之后只能得到暂时的缓解，但是不能根治。

头的半侧出现冷痛，这是寒邪上逆所致，治疗时应先选取手少阳经、手阳明经的俞穴，再选取足少阳经、足阳明经的俞穴，用针刺进行治疗。

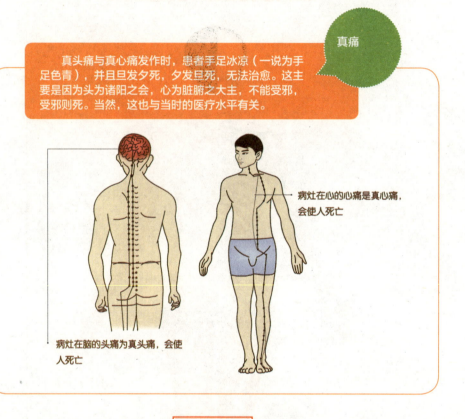

真痛

真头痛与真心痛发作时，患者手足冰凉（一说为手足色青），并且旦发夕死，夕发旦死，无法治愈。这主要是因为头为诸阳之会，心为脏腑之大主，不能受邪，受邪则死。当然，这也与当时的医疗水平有关。

病灶在心的心痛是真心痛，会使人死亡

病灶在脑的头痛为真头痛，会使人死亡

【原文】

颔痛，刺手阳明与颔之盛脉出血。

头项不可俯仰，刺足太阳；不可顾，刺手太阳（一云手阳明）。

颔痛刺足阳明曲周①动脉见血，立已；不已，按经刺人迎，立已。

头痛，目窗及天冲、风池主之。

厥头痛，孔最主之。

厥头痛，面肿起，商丘主之。

【注释】

①刺足阳明曲周：即足阳明经环绕颊车处，故为颊车主之。

【译文】

颔部疼痛的，应针刺其手阳明经的穴位与足阳明经的穴位至出血。

颈项部疼痛且不能俯仰的，应取足太阳经的穴位以刺之；脖子痛且不能回头看的，应取手太阳经的穴位以刺之。

颔部疼痛的，针刺足阳明经之颊车穴周围的动脉至出血，可立即止痛；疼痛不止的，用手指揉按本经，并针刺人迎穴，可立即止痛。

头痛，应取足少阳经的目窗、天冲、风池等穴。

厥头痛，应取手太阴经的孔最穴。

厥头痛，如果面部出现浮肿，应取足太阴经的商丘穴主治。

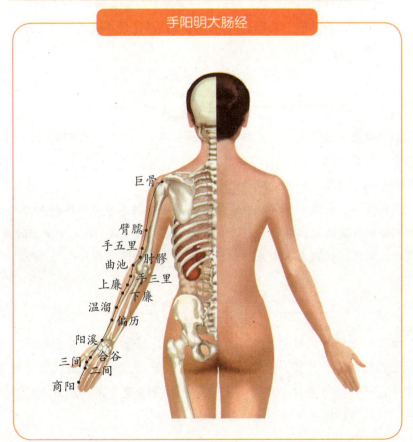

手阳明大肠经

寒气客于五脏六腑发卒心痛胸痹心疝三虫

【原文】

厥心痛①，与背相引，善瘛②，如物从后触其心，身伛偻者，肾心痛也。先取京骨、昆仑，发针立已，不已取然谷。

厥心痛，腹胀满，心痛尤甚者，胃心痛也。取大都、太白。

厥心痛，如锥针刺其心，心痛甚者，脾心痛也。取然谷、太溪。③

厥心痛，色苍苍如死灰状，终日不得太息者，肝心痛也。取行间、太冲。

厥心痛，卧若从居，心痛乃间，动作痛益甚，色不变者，肺心痛也。取鱼际、太渊。

【注释】

①厥心痛：五脏气机逆乱犯心导致的心痛。《难经·六十难》云："五脏气相干，名厥心痛。"

②善瘛：抽掣，拘急如风也。

③取然谷、太溪：然谷、太溪属足少阴经。按本节所述各种厥心痛，皆取所病脏腑经脉的穴位进行针刺，唯此脾气犯心的心痛，取足少阴经的穴位，其意难以解释。故张志聪认为"然谷当作漏谷，太溪当作天溪"，可参。

【译文】

厥心痛发作时，表现为背部牵疼痛抽搐，好像有物从背后触动心脏一样，患者痛得弯腰屈背，这是由邪气壅滞于肾而上犯于心造成的心痛病，所以叫肾心痛。治疗时应先取足太阳经的京骨和昆仑两穴，针刺后可立即止痛，如针刺后仍然疼痛不止，就取足少阴经的然谷穴。

厥心痛发作时，感觉胸腹内胀满，心痛尤其严重，这是由邪气壅滞于胃而上犯于心造成的，所以叫胃心痛，治疗时应取足太阴经的大都穴和太白穴。

厥心痛发作时，痛得如同锥子刺心一般，十分严重，这是由邪气壅滞于脾而上犯于心所造成的，所以叫脾心痛，治疗时应取足少阴经的然谷穴和太溪穴。

厥心痛发作时，面色青如同死灰一般，不能深呼吸，这是由邪气壅滞于肝而上犯于心所造成的，所以叫肝心痛，治疗时应取足厥阴经的行间穴和太冲穴。

厥心痛发作时，卧床休息或在闲暇安静的时候疼痛不是很严重，一旦活动起来，疼痛就会加剧，但面色不变，这是由肺气逆乱犯于心所造成的，所以叫肺心痛，治疗时应取手太阴经的鱼际穴和太渊穴。

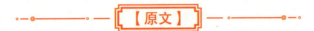

真心痛，手足清至节，心痛甚，旦发夕死，夕发旦死。

心下（一本作痛）不可刺者，中有盛聚，不可取于腧。

肠中有虫瘕，有蛔咬，皆不可取以小针。

心腹痛，发作肿聚，往来上下行，痛有休止，腹中热，善涎出者，是蛔咬也。以手聚按而坚持之，无令得移，以大针刺之，久持之，虫不动，乃出针。

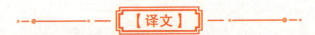

真心痛发作的时候，手足冰冷直达肘膝关节部位，心痛极其严重，这是寒邪侵犯于心，心受邪则死，因此往往早上发作到晚上就死亡，或者晚上发作第二天早上就死亡。

心痛病中有不能使用针刺疗法的，这是因为胃肠中有积聚的缘故。由于积聚是病在脏而不在经，所以不能用针刺腧穴以调理经气的方法来治疗。

肠中有寄生虫或癥瘕肿瘤，阻塞气血运行而导致心痛时，治疗的时候不能使用小针。

心腹疼痛的时候，腹中有积聚的肿块，并且可以上下移动，有时痛有时不痛，腹内发热，口渴而流涎，是肠中有寄生虫的缘故。在治疗时，以手指用力按住肿块或者疼痛的地方，使之不能移动，再用大针刺入，一直等到虫不动了，再将针拔出。

【原文】

心痛引腰脊，欲呕，刺足少阴。心痛腹胀涩涩然，大便不利，取足太阴。心痛引背不得息，刺足少阴，不已取手少阴。心痛，少腹满，上下无常处，溲便难，刺足厥阴。心痛，但短气不足以息，刺手太阴。

【译文】

心痛引起腰脊痛，且想呕吐的，这是邪气壅滞于肾而上犯于心，应取足少阴经的穴位以刺之。心痛时，腹部胀满、气机壅滞、大便涩滞不畅的，这是邪气壅滞于脾，应取足太阴经的穴位以刺之。心痛引起背部疼痛、呼吸困难的，这是邪气瘀滞于肾而上犯于心肺所致，应取足少阴经的穴位以刺之；若未见效果，则取手少阴经的穴位以刺之。心痛牵引小腹胀满、上下作痛而没有固定的位置、大小便不畅的，这是邪气瘀滞于肝，应取足厥阴经的穴位以刺之。心痛时，感觉气短呼吸困难的，这是邪气瘀滞于肺，应取手太阴经的穴位以刺之。

【原文】

心痛身寒，难以俯仰，心疝①冲冒，死不知人，中脘主之。

心痛上抢心，不欲食，支痛斥鬲，建里主之。

胸胁背相引痛，心下溷溷，呕吐多唾，饮食不下，幽门主之。

脾逆气，寒厥急，烦心，善唾哕噫②，胸满激呼，胃气上逆，心痛，太渊主之（《千金》作肺胀胃逆）。

【注释】

① 心疝：一种由心气郁积引起的疝病，以少腹部疼痛、有积块为证候特点。

②哕噫：指嗳气。

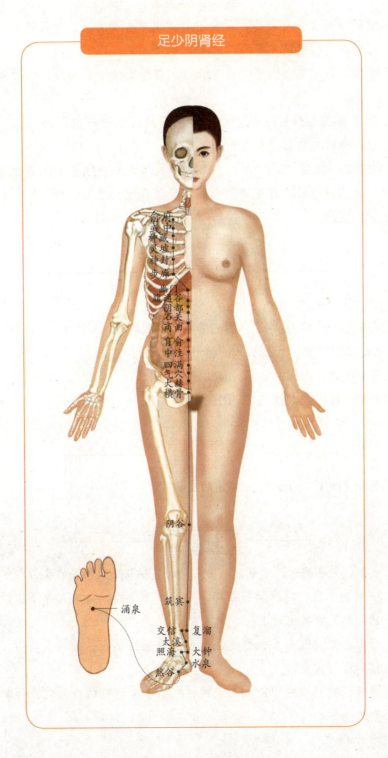
足少阴肾经

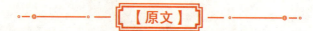

心痛时，兼有全身发冷，不能俯仰，腹中有气上逆，头目眩晕，不省人事，应取任脉的中脘穴主治。

心痛时，胸中有气上逆，没有食欲，脘腹胀痛牵引胸膈，应取任脉的建里穴主治。

胸胁背部相互牵引疼痛，心中杂乱不舒，呕吐而多涎唾，吃不下东西，应取足少阴经的幽门穴主治。

胸部痹阻，自觉有气上逆，四肢厥冷拘紧，心中烦闷，经常吐涎，嗳气，呃逆，胸闷喘呼，这是因肺气壅塞导致胃气上逆的心痛，应取手太阴经的太渊穴主治。

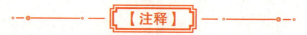

心痛，侠白主之。

卒心中痛，瘛疭①互相引，肘内廉痛，心敖敖然，间使主之。

心痛，衄哕呕血，惊恐畏人，神气不足，郄门主之。

心痛卒咳逆，曲泽主之，出血则已。

卒心痛，汗出，大敦主之，出血立已。

【注释】

①瘛疭（chì zòng）：指痉挛的症状。

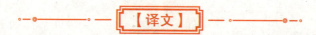

心痛时，兼有咳嗽，干呕，心中烦闷的，应取手太阴经的侠白穴主治。

心中突然疼痛，筋脉牵引抽搐，手肘内侧疼痛，心中焦躁不安的，应取手厥阴经的间使穴主治。

心痛时，兼有流鼻血，呃逆，呕血，惊恐怕见人，神气不足的，应取手厥阴经的郄门穴主治。

心痛时，突然咳嗽而肺气上逆的，应取手厥阴经的曲泽穴，针刺使其出血，则愈。

突然心痛，兼有出汗的，应取足厥阴经的大敦穴，针刺使其出血，则愈。

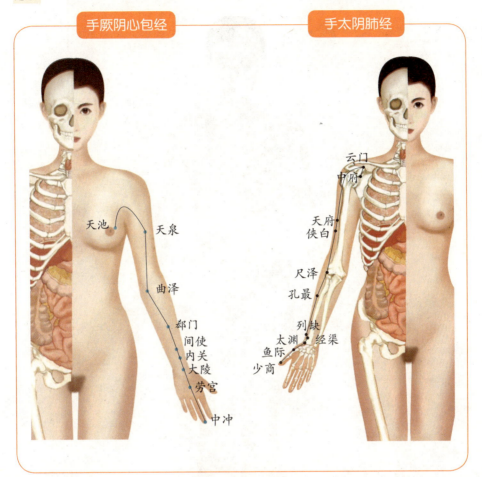

【原文】

胸痹①引背时寒，间使主之。

胸痹心痛，肩肉麻木，天井主之。

胸痹心痛不得息，痛无常处，临泣主之（《千金》云不得反侧）。

【注释】

①胸痹：指以胸部闷痛、甚则胸痛彻背，喘息不得卧为主要表现的一种疾病，轻者感觉胸闷，呼吸欠畅，重者则有胸痛，严重者心痛彻背，背痛彻心。

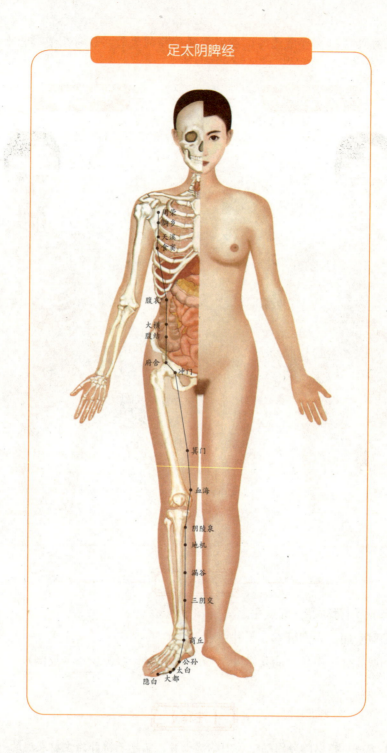

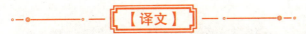

【译文】

胸部痹阻,背部牵引疼痛,时常怕冷的,应取手厥阴经的间使穴主治。

胸部痹阻而心痛,肩背部的肌肉麻木的,应取手少阳经的天井穴主治。

胸部痹阻而心痛,兼有呼吸不畅,没有固定的痛处,应取足少阳经的临泣穴主治。

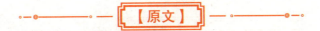

【原文】

心疝暴痛,取足太阴、厥阴,尽刺之血络。

喉痹①舌卷,口干烦心,心痛,臂表痛(《灵枢》及《太素》俱作臂内廉痛)不可及头,取关冲,在手小指次指爪甲去端如韭叶许(一云左取右,右取左)。

【注释】

①喉痹:咽喉部因气血瘀阻或者痰火上泛而闭塞不通的疾病。

【译文】

心疝病的症状为腹中突发剧痛,应针刺足太阴经和足厥阴经,使用放血的疗法,除去其经脉中的瘀血,消除邪气。

喉痹的症状是舌体卷曲不伸,口干,心烦,心痛,手臂外侧疼痛,不能上举到头部,治疗时可针刺位于手无名指靠小指侧的关冲穴,在距指甲角约有韭菜叶宽的位置上。

03 邪在肺五脏六腑受病发咳逆上气

【原文】

邪在肺则皮肤痛，发寒热，上气喘，汗出，咳动肩背，取之膺中外俞①，背三椎之旁②，以手疾按之，快然乃刺之，取缺盆中以越之。

【注释】

①膺中外俞：胸部中、外侧的俞穴，理解为中府、云门穴。
②背三椎之旁：即肺俞穴。

【译文】

病邪在肺，就会有皮肤疼痛、恶寒发热、气逆而喘、出汗的症状，并因剧烈咳嗽而引起肩背疼痛。治疗时应取胸外侧的中府、云门穴，以及背部的第三胸椎旁的肺俞穴，针刺之前先用手快速地按压，患者有了舒适感以后再将针刺入，然后再取缺盆正中间的天突穴，用来驱散肺中的邪气。

【原文】

黄帝问曰：肺之令人咳何也？岐伯对曰：五脏六腑皆令人咳，非独肺也。皮毛者，肺之合也，皮毛先受邪气，邪气以从其合。其寒饮食入胃，从肺脉上至于肺气则肺寒，肺寒则内外合邪，因而客之，则为肺咳①。五脏各以其时受病，非其时各传以与之。人与天地相参，故五脏各以治时感于寒则受病也，微则为咳，甚则为泄为痛。乘秋则肺先受邪，乘春则肝先受之，乘夏则心先受之，乘至阴则脾先受之，乘冬则肾先受之。

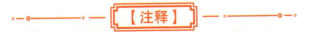

①肺咳：病证名。因肺经病变，咳喘有声，甚则唾血之证。

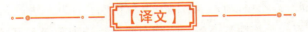

黄帝问道：肺脏有病，都能使人咳嗽，这是什么道理？岐伯答道：五脏六腑有病，都能使人咳嗽，不单是肺病如此。皮毛与肺是相配合的，皮毛先感受了外邪，邪气就会影响到肺脏。再由于吃了寒冷的饮食，寒气在胃循着肺脉向上侵袭于肺，引起肺寒，这样就使内外寒邪相合，停留于肺脏，从而成为肺咳。这是肺咳的情况。至于五脏六腑之咳，是五脏各在其所主的时令受病，并非在肺的主时受病，而是各脏之病传给肺的。人和自然界是相应的，故五脏在其所主的时令受了寒邪而发病，轻微的，寒邪侵入肺脏而成为咳嗽；严重的，寒邪入里而导致腹泻和疼痛。一般来说，在秋天感寒，肺先受邪；在春天肝脏先感受邪气，然后再影响到肺，产生咳嗽；在夏天感寒，心先受邪；在长夏感寒，脾先受邪；在冬天肾脏先感受邪气，然后再影响到肺，产生咳嗽。

五脏六腑的病变都会引起咳嗽，所以对于貌似表现一致的咳嗽必须认真审察，区别对待，以免贻误病情，造成不必要的麻烦。

寒邪在脏腑的传变引起的不同咳症

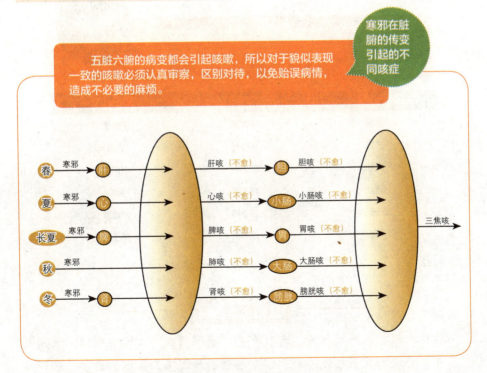

【原文】

肺咳之状，咳而喘息有音，甚则唾血。心咳①之状，咳则心痛，喉中喝喝（《素问》作介介）如梗状，甚则咽肿喉痹。肝咳②之状，咳则肱（《素问》作两胁）下痛，甚不可以转，转作两胁（《素问》作胠）下满。脾咳③之状，咳则右肱（《素问》作胁）下痛，阴阴引肩背，甚则咳涎不可以动，动则咳剧。肾咳④之状，咳则腰背相引而痛，甚则咳涎。

【注释】

①心咳：病名。咳时心胸部疼痛，喉头似有物梗阻，甚则咽喉肿痛。

②肝咳：病名。指咳时牵引到两胁疼痛，甚则躯体不能转侧，转侧则两胁部胀满的症状。

③脾咳：病名。多由脾虚土不生金或脾胃湿热逆熏于肺所致，可兼见多涎、咳引小腹等证。

④肾咳：病名。指咳时腰背相引而痛，甚则唾涎的症状。

六腑合穴

六腑合穴又称"六腑下合穴"，针刺六腑的合穴，可以治疗六腑的咳。同样，针刺五脏的腧穴，可以治疗五脏的咳。

六腑	所在经脉	下合穴
小肠	手太阳	下巨虚
三焦	手少阳	委阳
大肠	手阳明	上巨虚
膀胱	足太阳	委中
胆	足少阳	阳陵泉
胃	足阳明	足三里

【译文】

肺咳的症状，咳而气喘，呼吸有声，甚至唾血。心咳的症状，咳则心痛，喉中好像有东西梗塞一样，甚至咽喉肿痛闭塞。肝咳的症状，咳则两侧胁肋下疼痛，甚至痛得不能转侧，转侧则两胁下胀满。脾咳的症状，咳则右胁下疼痛，并隐隐然疼痛牵引肩背，甚至不可以动，一动就会使咳嗽加剧。肾咳的症状，咳则腰背互相牵引作痛，甚至咳吐痰涎。

【原文】

五脏久咳乃移于六腑。脾咳不已则胃受之，胃咳①之状，咳而呕，呕甚则长虫出。肝咳不已则胆受之，胆咳②之状，咳呕胆汁。肺咳不已则大肠受之，大肠咳③之状，咳而遗矢。心咳不已则小肠受之，小肠咳④之状，咳而失气，气与咳俱失。肾咳不已则膀胱受之，膀胱咳⑤之状，咳而遗尿（《素问》作溺）。久咳不已则三焦受之，三焦咳⑥之状，咳而腹满不欲饮食，此皆聚于胃，关于肺，使人多涕唾而面浮肿，气逆。

治脏者治其俞，治腑者治其合，浮肿者，治其经。

秋伤于湿，冬生咳嗽。

【注释】

①胃咳：病名。是指胃气上逆所致的咳嗽。

②胆咳：病名。是指咳嗽时会呕吐出胆汁或青色苦水的症状。

③大肠咳：病名。是指咳嗽时会出现大便失禁的症状。

④小肠咳：病名。是指咳而肠中排出气体者。

⑤膀胱咳：病名。是指咳嗽时会出现小便失禁的症状。

⑥三焦咳：病名。是指咳而腹满，纳食减少者。

【译文】

五脏咳嗽日久不愈，就要传移于六腑。例如脾咳不愈，则胃就受病；胃咳的症状，咳而呕吐，甚至呕出蛔虫。肝咳不愈，则胆就受病，胆咳的症状是咳而呕吐胆汁。肺咳不愈，则大肠受病，大肠咳的症状为咳而大便失禁。心咳不愈，则小肠受病，小肠咳的症状是咳而放屁，而且往往是咳嗽与失气同时出现。肾咳不愈，则膀胱受病；膀胱咳的症状为咳而遗尿。以上各种咳嗽，如经久不愈，则使三焦受病，三焦咳的症状，咳而腹满，不想饮食。凡此咳嗽，不论由于哪一脏腑的病变，其邪必聚于胃，并循着肺的经脉而影响及肺，才能使人多痰涕，面部浮肿，咳嗽气逆。

治五脏的咳，取其腧穴；治六腑的咳，取其合穴；凡咳而浮肿的，可取有关脏腑的经穴而分治之。

秋天感受了湿邪而潜伏体内，冬天就会发生咳嗽病。

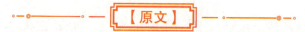
【原文】

问曰：《九卷》言振埃①，刺外经而去阳病，愿卒闻之。对曰：阳气大逆，上满于胸中，愤䐜肩息②，大气逆上，喘喝坐伏，病咽噎不得息，取之天容。其咳上气，穷诎胸痛者，取之廉泉。取之天容者，深无一里（里字疑误），取廉泉者，血变乃止。

【注释】

①振埃：振落尘埃，言治病好像拂去尘埃一样。
②愤䐜肩息：形容胸部气满发胀、耸肩而呼吸的样子。

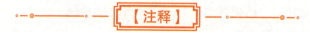
【译文】

问道：《九卷》上说，振埃这种刺法，针刺外经而能治疗阳病，希望您详尽地讲一讲。答道：振埃的方法，具体说是治疗阳气暴逆于上，充满胸中，胸部胀满，呼吸时张口抬肩等病症的，也可治疗因胸中之气上逆，以致发生气喘有痰声，或坐或伏而难以仰卧，并且害怕尘埃和烟雾之病。应取手太阳经的天容穴，以疏通气机。若有咳逆上气，屈曲蜷缩而胸部疼痛这种情况，应取任脉的廉泉穴，以疏通肾脏的逆气。取天容穴时，针刺不要超过一寸；取廉泉穴时，看到患者面部血色改变时即当止针。

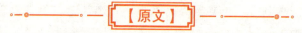
【原文】

咳逆上气，魄户及气舍主之。
咳逆上气，虚喘，噫嘻主之。
咳逆上气，咽喉鸣喝，喘息，扶突主之。
咳逆上气唾沫，天容及行间主之。

咳逆上气，咽喉痈肿，呼吸短气，喘息不通，水突主之（一本作天突）。
咳逆上气，喘不能言，华盖主之。
咳逆上气，唾喘短气不得息，口不能言，膻中主之。
咳逆上气，喘不得息，呕吐胸满，不得饮食，俞府主之。
咳逆上气，涎出多唾，呼吸喘悸，坐不得安，彧中主之。

【译文】

咳嗽而肺气上逆的，应取足太阳经魄户穴及足阳明经的气舍穴主治。
咳嗽而肺气上逆、气虚而喘的，应取足太阳经的譩譆穴主治。
咳嗽而肺气上逆，咽喉痰鸣，喝喝而喘，应取手阳明经的扶突穴主治。
咳嗽而肺气上逆，吐涎沫，应取手太阳经的天容穴及足厥阴经的行间穴主治。
咳嗽而肺气上逆，咽喉肿痛，呼吸气短，喘息而气不通畅的，应取足阳明经的水突穴主治。
咳嗽而肺气上逆，喘息而不能说话的，应取任脉的华盖穴主治。
咳嗽而肺气上逆，口吐涎沫，呼吸气短，不能说话的，应取任脉的膻中穴主治。
咳嗽而肺气上逆，喘息，呼吸不畅，呕吐，胸满，不能饮食的，应取足少阴经的俞府穴主治。
咳嗽而肺气上逆，唾涎很多，喘息，心悸，坐卧不安的，应取足少阴经的彧中穴主治。

【原文】

胸满咳逆，喘不得息，呕吐烦满，不得饮食，神藏主之。
胸胁楮①满，咳逆上气，呼吸多唾浊沫脓血，库房主之。
咳喘不得息，坐不得卧，呼吸气索咽不得，胸中热，云门主之。
胸胁楮满，不得俯仰，咳唾陈脓秽浊，周荣主之。
胸中满痛，乳肿，溃痈，咳逆上气，咽喉喝有声，天溪主之。

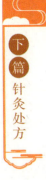

下篇 针灸处方

足太阳膀胱经

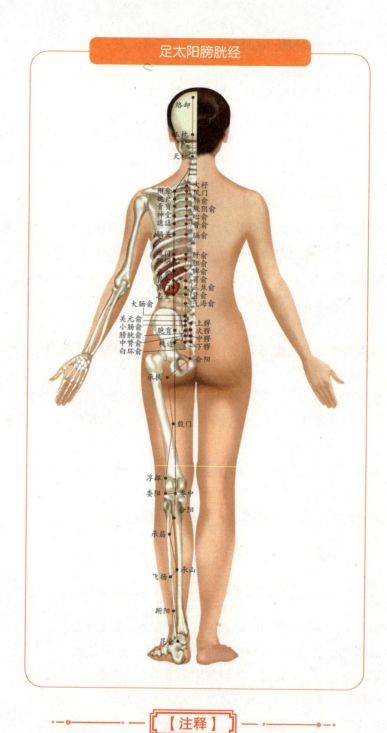

【注释】

① 榰（zhī）：支撑之意。

【译文】

胸中胀满，咳嗽气逆，喘息，呼吸困难，呕吐，心烦胸闷，不能饮食的，应取足少阴经的神藏穴主治。

胸胁支撑胀满，咳嗽气上逆，呼吸困难，口吐唾沫稠浊、脓血的，应取足阳明经的库房穴主治。

咳喘，呼吸不畅，坐着躺着都不安宁，呼吸困难，不能吞咽，上焦心肺热的，应取手太阴经的云门穴主治。

胸胁支撑胀满，身体不能俯仰，咳嗽，唾秽浊陈脓的，应取足太阴经的周荣穴主治。

胸中胀满疼痛，乳房部肿胀，痈肿溃破，咳嗽气上逆，咽喉喝喝有声，应取足太阴经的天溪穴主治。

【原文】

咳逆不止，三焦有水气，不能食，维道主之。

咳逆烦闷不得卧，胸中满，喘不得息，背痛，太渊主之。

咳逆上气，舌干胁痛，心烦肩寒，少气不足以息，腹胀喘，尺泽主之。

咳，干呕烦满，侠白主之。

【译文】

咳嗽、肺气上逆不止，三焦病而水气内停，不能饮食，应取足少阳经的维道穴主治。

咳嗽、肺气上逆，心中烦闷，不能安卧，胸中胀满，喘息而呼吸不畅，背部疼痛的，应取手太阴经的太渊穴主治。

咳嗽而肺气上逆，舌干，胸胁痛，心烦，肩背畏寒，呼吸气短，腹部胀满，喘息，应取手太阴经的尺泽穴主治。

咳嗽，干呕，烦闷，肺部胀满的，应取手太阴经的侠白穴主治。

【原文】

咳上气，喘不得息，暴瘖内逆，肝肺相薄，鼻口出血，身胀逆息不得卧，天府主之。

凄凄寒，咳吐血，逆气惊，心痛，手少阴郄主之。

咳而胸满，前谷主之。

咳，面赤热，支沟主之。

咳，喉中鸣，咳唾血，大钟主之。

【译文】

咳嗽、气上逆，喘息，呼吸不畅，热邪逆乱于体内，肝肺邪气相传，口鼻出血，全身肿胀，气逆不能平卧，应取手太阴经的天府穴主治。

凄凄恶寒，咳嗽兼有吐血，气上逆，易惊，心痛，应取手少阴经的阴郄穴主治。

咳嗽，胸部胀满，应取手太阳经的前谷穴主治。

咳嗽，面红发热，应取手少阳经的支沟穴主治。

咳嗽，喉中痰鸣，咳吐的痰涎中带血，应取足少阴经的大钟穴主治。

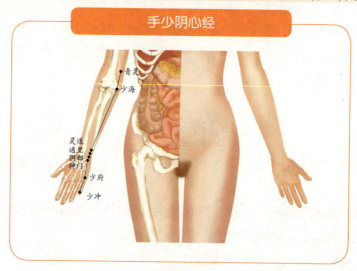

手少阴心经

04 CHAPTER 肝受病及卫气留积发胸胁满痛

【原文】

邪在肝，则病两胁中痛，寒中，恶血在内，䯒节时肿，善瘛，取行间以引胁下，补三里以温胃中，取血脉以散恶血，取耳间青脉①以去其瘛。

【注释】

①耳间青脉：即手少阳经瘛脉穴。

【译文】

病邪在肝，就会有两胁疼痛、中焦脾胃寒气偏盛的症状，且肝藏血，肝病会有瘀血停留积滞在体内，使得肝气不足以养筋，行走时就会出现小腿抽筋的现象，关节有时也会肿痛。治疗时应取足厥阴经的荥穴行间穴，用来引导郁结之气向下运行，便可缓解胁痛；补足三里穴用来温胃暖中，同时针刺本经的脉络以散除其中的瘀血，再刺双耳后的手少阳经瘛脉穴，以缓解牵引痛。

【原文】

黄帝问曰：卫气留于脉（《太素》作腹）中，蓄积不行，苑蕴①不得常②所（《灵枢》下有使人二字），楮胁中满，喘呼逆息者，何以去之？伯高对曰：其气积于胸中者上取之，积于腹中者下取之，上下皆满者旁取之。积于上③者泻人迎、天突、喉中；积于下者泻三里与气街；上下皆满者上下皆取之，与季胁之下深一寸，重者鸡足取④之。诊视其脉，大而强急，及绝不至者，腹皮绞甚⑤者，不可刺也。

气逆上，刺膺中陷者，与胁下动脉。

【注释】

①菀蕴：菀，郁结之意。蕴，积聚之意。在此说明卫气郁结积聚，不能正常运行。

②常：正常、平常的意思。

③上：相对于腹而言，胸为上。

④鸡足取：一种针刺手法。《医学纲目》云："正入一针，左右斜入二针，如鸡足。足，三爪也。"

⑤腹皮绞甚：指腹皮紧张而不能弛缓。

【译文】

黄帝问道：卫气留滞于经脉内，蓄积而不运行，加上郁结而不能运行到应该运行的地方，使人发生胸胁与胃部胀满、喘息气逆等症，用什么方法可以消除掉？伯高答道：气蓄积在胸中时，取用上部穴位治疗；气蓄积在腹中时，取用下部穴位治疗；上部胸与下部腹都胀满时，取用旁部及上下部穴位治疗。蓄积在上部，针泻人迎、天突、喉中（廉泉）穴；蓄积在下部，针泻三里与气冲穴；上下部都胀满，取用上下部位的穴位和季胁下一寸处的章门穴；病情重，采用鸡足针法。诊视到患者的脉象大、弦急，以及脉绝不至、腹皮紧绷得厉害的症状，不能采用针刺治疗。

气逆上冲的，可针刺胸膺中凹陷处的膺窗穴，以及胸前下方的动脉处。

【原文】

胸满，呕无所出，口苦舌干，饮食不下，胆俞主之。

胸满，呼吸喘喝，穷诎窘不得息，刺人迎入四分，不幸杀人。

胸满痛，璇玑主之。

胸胁楗满，痛引胸中，华盖主之。

胸胁楗满，痹痛骨疼，饮食不下，呕（《千金》作咳）逆上气，烦心，紫宫主之。

胸中满不得息，胁痛骨疼，喘逆上气，呕吐烦心，玉堂主之。

【译文】

　　胸部胀满,干呕无物,口苦舌干,吃不下东西,应取足太阳经的胆俞穴主治。

　　胸部胀满,呼吸喘息气粗,身体弯曲而呼吸不畅,应取足阳明经的人迎穴,刺入四分。如果刺之不当,则会刺破动脉而死亡。

　　胸部胀满作痛,应取任脉的璇玑穴。

　　胸胁支撑胀满,疼痛牵引胸中,应取任脉的华盖穴主治。

　　胸胁支撑胀满,胸胁痹阻疼痛,吃不下东西,呕吐,气上逆,心烦,应取任脉的紫宫穴主治。

　　胸部胀满,呼吸不畅,胸部胁肋疼痛,气逆喘息,呕吐烦心,应取任脉的玉堂穴主治。

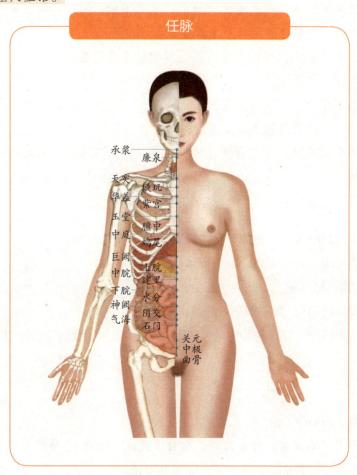

任脉

【原文】

胸胁楂满，膈塞，饮食不下，呕吐，食复还出，中庭主之。
胸胁楂满，痛引膺不得息，闷乱烦满，不得饮食，灵墟主之。
胸胁楂满不得息，咳逆，乳痈，洒淅恶寒，神封主之。
胸胁楂满，鬲逆不通，呼吸少气，喘息，不得举臂，步廊主之。
胸胁楂满，喘逆上气，呼吸肩息，不知食味，气户主之。

【译文】

胸胁支撑胀满，胸膈壅塞不通，饮食难进，甚至食入即呕吐，应取任脉的中庭穴主治。

胸胁支撑胀满，疼痛连及胸膺部，呼吸不畅，胸中烦闷胀满，吃不下东西，应取足少阴经的灵墟穴主治。

胸胁支撑胀满，呼吸不畅，气逆咳嗽，或是因患乳痈而恶寒，应取足少阴经的神封穴主治。

胸胁支撑胀满，胸膈壅塞气逆上下不通，呼吸少气，喘息而手臂不能上举，应取足少阴经的步廊穴主治。

胸胁支撑胀满，气逆而喘，呼吸抬肩，饮食无味，应取足阳明经的气户穴主治。

【原文】

喉痹，胸中暴逆，先取冲脉，后取三里、云门，皆泻之。
胸胁楂满，却引背痛，卧不得转侧，胸乡主之。
伤忧悁①思气积，中脘主之。
胸满，马刀②，臂不得举，渊腋主之。
大气不得息，息即胸胁中痛，实则其身尽寒，虚则百节尽纵，大包主之。

【注释】

①悁（yuān）：忿、忧之意。
②马刀：病证名，即马刀疮。出自《灵枢·经脉》，系指耳之前后，忽有疮状似马刀，如杏核，大小不一，名马刀疮。

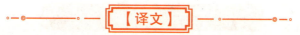

咽喉痹阻不通，胸中气逆严重，应当先取冲脉的气冲穴以降逆气，再取足阳明经足三里穴以降胃气，再取手太阴经云门穴以宣肺气，三穴都用泻法。

胸胁支撑胀满，前因背部疼痛，卧床而不能转身，应取足太阴经的胸乡穴主治。

由于忧愁思虑，导致气机壅结的，应取任脉的中脘穴主治。

胸部胀满，腋下生痈肿，手臂不能上举的，应取足少阳经的渊腋穴主治。

邪气壅塞于内而不能深呼吸即觉胸胁疼痛，当邪气充盛时则全身寒冷，当正气虚微时则全身迟缓，应取足太阴经的大包穴主治。

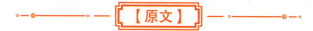

胸中暴满不得卧（一云不得喘息），辄筋主之。

胸胁榰满，癥瘕引脐腹痛，短气烦满，呕吐，巨阙主之。

腹中积气结痛，梁门主之。

伤食，胁下满，不能转展反侧，目青而呕，期门主之。

胸胁榰满，劳宫主之。

多卧善唾，胸满肠鸣，三间主之。

【译文】

胸中突然胀满，不能睡眠，应取足少阳经的辄筋穴主治。

胸胁支撑胀满，筋脉拘紧，牵引脐部和小腹部疼痛，呼吸气短，胸中烦闷，呕吐，应取任脉的巨阙穴主治。

腹中气滞郁痛，应取足阳明经的梁门穴主治。

饮食不当而导致胁下胀满，不能翻身，双目色青而呕吐，应取足厥阴经的期门穴主治。

胸胁支撑胀满，应取手厥阴经的劳宫穴主治。

喜卧而口中涎液多，胸部胀满而兼有肠鸣，应取手阳明经的三间穴主治。

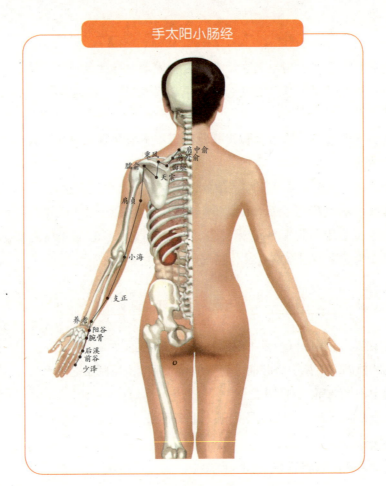

手太阳小肠经

【原文】

胸满不得息，颈颔肿，阳谷（《千金》作阳溪）主之。

胸胁胀，肠鸣切痛（一云胸胁支满），腹中切痛，太白主之。

暴胀，胸胁楛满，足寒，大便难，面唇白，时时呕血，太冲主之。

胸胁楛满，恶闻人声与木音，巨虚上廉主之。

胸胁楛满，寒如风吹状，侠溪主之。

胸胁痛，善太息，胸满膨膨然（《千金》作胸背急），丘墟主之。

胸胁楛满，头痛，项内寒热，外丘主之。

胁下楛满，呕吐逆，阳陵泉主之。

【译文】

胸部胀满呼吸不畅,头颈部肿胀,应取手太阳经的阳谷穴主治。

胸胁胀满,肠鸣而腹部急痛,应取足太阴经的太白穴主治。

突然腹胀,胸中胀满,足部寒冷,大便困难,面与口唇色白,时常呕血,应取足厥阴经的太冲穴主治。

胸胁支撑胀满,厌恶听到人声和木音,应取足阳明经的巨虚、上廉穴主治。

胸胁支撑胀满,全身寒冷就像被风吹一样,应取足少阳经的侠溪穴主治。

胸胁胀满,时常叹息,敲着如鼓声膨膨,应取足少阳经的丘墟穴主治。

胸胁支撑胀满,头痛,颈项内寒冷,应取足少阳经的外丘穴主治。

胸胁支撑胀满,呕吐上逆,应取足少阳经的阳陵泉穴主治。

05 邪在心胆及诸脏腑发悲恐太息口苦不乐及惊

【原文】

黄帝问曰：有口苦取阳陵泉，口苦者，病名为何？何以得之？岐伯对曰：病名曰胆瘅①。夫胆者，中精之腑，五脏（《素问》无此八字），但云肝者，中之将也取决于胆，咽为之使。此人者，数谋虑不决，胆气上溢（《素问》下有虚字），而口为之苦，治之以胆募俞②，在阴阳十二官相使中。

善怒而欲食，言益少，刺足太阴。怒而多言，刺足少阴（《太素》作少阳）。

【注释】

①胆瘅：指由胆邪上逆犯胃，胆胃失于和降，以口苦、呕苦、嘈杂、脘胁胀痛为主要表现的疾病。

②胆募俞：指胆的募穴日月与俞穴胆俞。

【译文】

黄帝问道：有病口中发苦的，应取足少阳经的阳陵泉治疗仍然不愈，这是什么病？是怎样得的呢？

岐伯答道：病名叫胆瘅。胆的功能是储藏精气汁液，因此成为中精之腑。五脏的功能必须靠胆来决断，肝为将军之官，主谋虑，诸谋虑取决于胆，咽部为之外使。患者因屡次谋略而不能决断，情绪苦闷，遂使胆失却正常的功能，胆汁循经上泛，所以口中发苦。治疗时应取胆募日月穴和背部的胆俞穴，这种治法记载于《阴阳十二官相使》中。

易发怒且厌食、说话少的，应取足太阴经的穴位以刺之；易发怒且说话多的，应取足少阴经的穴位以刺之。

【原文】

短气心痹，悲怒逆气，恐，狂易，鱼际主之。

心痛善悲，厥逆，悬心如饥之状，心澹澹①而惊恐，大陵及间使主之。

心澹澹而善惊恐，心悲，内关主之（《千金》作曲泽）。

善惊悲不乐，厥，胫足下热，面尽热，嗌干渴，行间主之。

脾虚令人病寒不乐，好太息，商丘主之。

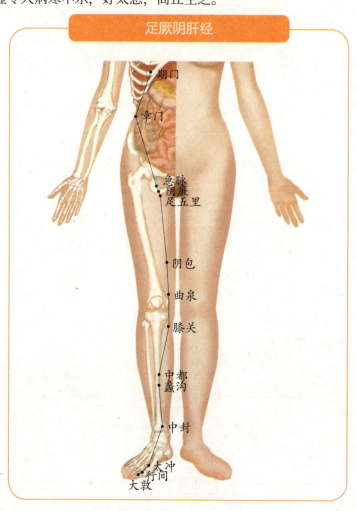

足厥阴肝经

【注释】

①心澹澹：澹，就是动的意思。心澹澹，就是形容心中跳动不安的样子。

【译文】

呼吸气短，心区部痹阻不畅，易因悲伤或愤怒而导致气上逆，惊恐不安，因愤怒而发狂，应取手太阴经的鱼际穴主治。

心痛，容易悲伤，四肢厥逆寒冷，心中空虚像饥饿一般，心悸不安而容易惊恐，应取手厥阴经的大陵及间使穴主治。

心中悸动不安，容易惊恐，悲伤，应取手厥阴经的内关穴主治。

容易惊恐，悲伤不乐，四肢厥逆而腿部与足下发热，口渴，应取足厥阴经的行间穴主治。

脾气虚弱，中焦虚寒，闷闷不乐而经常叹息，应取足太阴经的商丘穴主治。

【原文】

色苍苍然，太息，如将死状，振寒，溲白便难，中封主之。

心如悬，哀而乱，善怒，嗌内肿，心惕惕恐如人将捕之，多涎出，喘，少气吸吸①不足以息，然谷主之。

惊，善悲不乐如堕坠，汗不出，面尘黑，病饥不欲食，照海主之。

胆眩，寒厥，手臂痛，善惊，妄言，面赤泣出，液门主之。

大惊乳痛，梁丘主之。

【注释】

①吸吸：悲的意思。《楚辞》："悲吸吸而常怀。"

【译文】

面色苍白而经常叹息，好像要死一般，畏寒，小便白浊，大便困难，应取足厥阴经的中封穴主治。

心中空虚如悬，悲哀烦乱，容易恐惧，好像将要被人追捕一样，涎液多，气喘，呼吸气少不足，这是心肾不足，应取足少阴经的然谷穴主治。

惊恐，时常悲伤不乐，好像从高处向下坠落一般，不出汗，面色黑，感觉饥饿却不愿意进食，应取足少阴经的照海穴主治。

患胆病，头晕目眩，四肢厥冷而手臂疼痛，时常惊恐，胡言妄语，面红而两眼流泪，应取手少阳经的液门穴主治。

遭受巨大的惊恐导致乳部疼痛，应取足阳明经的梁丘穴主治。

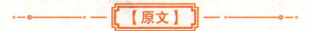

【原文】

邪在心，则病心痛，善悲，时眩仆，视有余不足①而调其腧。

胆病者，善太息，口苦，呕宿水（《灵枢》作宿汁），心下澹澹，善恐，如人将捕之，嗌中吤吤然，数咳唾，候在足少阳之本末，亦视其脉之陷下者灸之，其寒热者取阳陵泉。

邪在胆，逆在胃，胆液泄则口苦，胃气逆则呕苦汁，故曰呕胆，取三里以下胃逆，则刺足少阳血络以闭胆逆，调其虚实以去其邪。

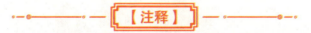

【注释】

①有余不足：心脏靠阳气充养，这里理解为阳气的有余和不足。

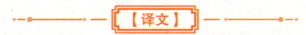

【译文】

邪气在心，就会心痛，情绪悲伤，时常有眩晕甚至昏倒的症状。治疗时应根据其阴阳气血的有余和不足，来确定如何取本经的俞穴，用补虚泻实的方法进行调治。

胆腑病变的症状，表现为经常叹长气、口苦、呕吐胆汁、心神不宁、心跳不安，好像有人要逮捕他一样，咽喉中也像有东西梗阻，时时吐唾沫。治疗时，可以在足少阳经循行通路的起点处或终点处取穴。若循行部位出现经脉陷下不起，可用灸法治疗。如胆病而出现寒热往来，就应取胆腑的下合穴，即本经（足少阳经）的阳陵泉穴，来进行治疗。

邪气在胆腑，阳气向上逆行入胃中，胆中的汁液外泄就会感觉口苦，胃气上逆就会呕吐出苦水，因此名叫呕胆。治疗的时候应取足三里穴，降胃气来止住呕吐，并针刺足少阳经的血络以消除胆气上逆的症状，还要根据病邪和正气的虚实状况进行斟酌以祛其邪气。

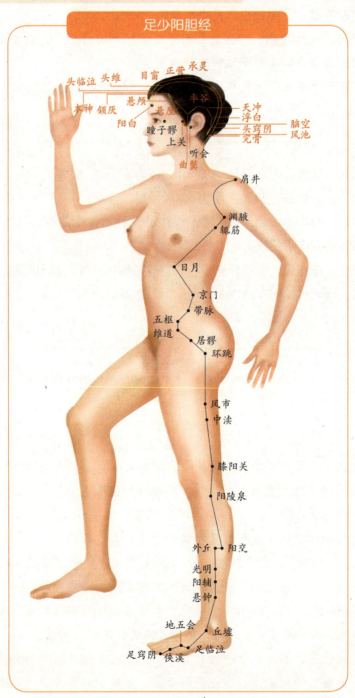

足少阳胆经

06 脾受病发四肢不用

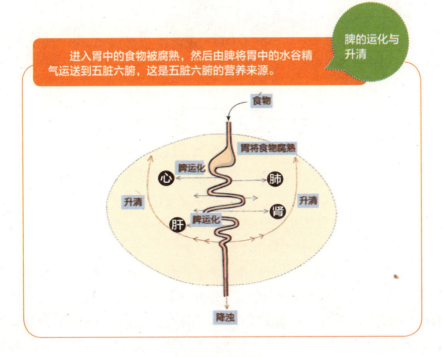

脾的运化与升清

进入胃中的食物被腐熟，然后由脾将胃中的水谷精气运送到五脏六腑，这是五脏六腑的营养来源。

【原文】

黄帝问曰：脾病而四肢不用何也？岐伯对曰：四肢者，皆禀①气于胃，而不得径至，必因脾乃得禀。今脾病不能为胃行其津液，四肢不得禀水谷气，气日以衰，脉道不通，筋骨肌肉皆无气以生，故不用焉。

问曰：脾不主时何也？对曰：脾者土也②，土者中央，常以四时长四脏，各十八日寄治，不独主时。脾者土脏，常著胃土之精也，土者生万物而法天地，故上下至头足不得主时。

问曰：脾与胃以膜③相连耳，而能为之行津液何也？对曰：足太阴者，三阴也，其脉贯胃属脾络嗌，故太阴为之行气于三阴。阳明者表也，五脏六腑之海也，亦为之行气于三阳，脏腑各因其经而受气于阳明，故为胃行津液。四肢不得禀水谷气，气日以衰，阴道不利，筋骨肌肉皆无气以生，故不用焉。

身重骨痿④不相知，太白主之。

【注释】

①禀：承受的意思。
②脾者土也：脾在五行中属土。
③募：与膜通，如膜原亦称募原。
④骨痿：属痿证之一，出自《素问·痿论》。症见腰背酸软，难于直立，下肢痿弱无力，面色暗黑，牙齿干枯等。

【译文】

黄帝问道：脾病会引起四肢功能丧失，这是什么道理？岐伯答道：四肢都要承受胃中水谷精气以濡养，但胃中精气不能直接到达四肢经脉，必须依赖脾气的传输，才能营养四肢。如今脾有病不能为胃输送水谷精气，四肢失去营养，则经气日渐衰减，经脉不能畅通，筋骨肌肉都得不到濡养，因此四肢便丧失正常的功能了。

黄帝问道：脾脏不能主旺一个季节，是什么道理？岐伯答道：脾脏在五行属土，位于四方的中央，分别于四时以长养四脏，即通过其他四脏来实现其主管时令的功能，这在每个季节的后十八天最为明显，因而脾脏不单独地主管某个具体的季节。脾脏为胃传输散布水谷精气，在身体中的作用犹如天地生养万物，转输精气到全身各处，无时不可缺少，因而不能主管某个具体时令。

黄帝问道：脾与胃仅以一膜相连，而脾能为胃转输津液，这是什么道理？岐伯答道：足太阴经，属三阴，它的经脉贯通到胃，连属于脾，环绕咽喉，故脾能把胃中水谷之精气输送到手足三阴经；足阳明经，为脾经之表，是供给五脏六腑营养之处，故胃也能将太阴之气输送到手足三阳经。五脏六腑各通过脾经以接受胃中的精气，所以说脾能为胃运行津液。如四肢得不到水谷经气的滋养，经气便日趋衰减，脉道不通，筋骨肌肉都得不到营养，因而也就丧失正常的功用了。

身体沉重，骨头酸痛而没有知觉，这是脾经湿盛所致，应取足太阴经的太白穴主治。

07 脾胃大肠受病发腹胀满肠中鸣短气

【原文】

邪在脾胃，则病肌肉痛。阳气有余，阴气不足，则热中善饥；阳气不足，阴气有余，则寒中肠鸣腹痛；阴阳俱有余，若俱不足，则有寒有热，皆调其三里。

【译文】

邪气在脾胃，就会有肌肉疼痛的症状。如果阳气有余，阴气不足，那么胃腑阳热的邪盛会使人感到胃中灼热，从而导致消化加快，容易饥饿；如果阳气不足，阴气有余，那么就会使人感到脾气虚寒，导致肠鸣腹痛；如果阴气和阳气都有余，就会导致邪气偏盛；如果阴气阳气都不足，就会导致正气不足，从而病发寒热。但不论是寒是热，都可以用针刺足阳明经的足三里穴来进行调治。

【原文】

饮食不下，膈塞不通，邪在胃脘。在上脘则抑而下之，在下脘则散而去之。

胃病者，腹䐜胀，胃脘当心而痛，上榰两胁，膈咽不通，食饮不下，取三里。

腹中雷（一本作常）鸣，气常冲胸，喘，不能久立，邪在大肠也，刺肓之原①、巨虚上廉、三里。腹中不便，取三里，盛则泻之，虚则补之。

大肠病者，肠中切痛而鸣濯濯，冬日重感于寒则泄，当脐而痛，不能久立，与胃同候，取巨虚上廉。

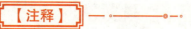

①肓之原：气海穴的别名。

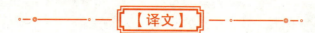

如饮食不能下咽或者感觉胸膈阻塞不通，这是病邪存留在胃脘的症状。邪在上脘，就用针刺上脘来抑制邪气的上逆而使气下行；邪在下脘，就用针刺下脘的散法以除去积存的寒滞。

胃腑病变的症状，表现为腹部胀满，胃脘部的心窝处疼痛，两胁作痛，胸膈和咽部阻塞不通，使饮食不能下咽，治疗可取胃腑的下合穴，即本经（足阳明经）的足三里穴。

肚子中鸣鸣作响，并且有气向上冲到胸部，呼吸急促而不能长时间站立，这些都是邪气在大肠的表现，治疗的时候应该用针刺气海、巨虚、上廉、足三里这几个穴位。当脾胃肠功能失调时，应取足三里穴。如果邪气充盛时，就用泻法；如果正气虚弱时，就用补法。

大肠腑病变的症状，表现为肠中急痛，因水气在肠中往来冲激而发出肠鸣。如果冬天再受寒邪，就会立即引起泄泻，并在脐周发生疼痛，其痛难忍，痛时不能久立，因大肠与胃相连，故与胃同候，所以应该取用大肠腑的下合穴，即足阳明经的巨虚、上廉穴，来进行治疗。

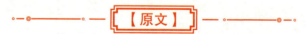

腹满，大便不利，腹大，上走胸嗌（《灵枢》下有喘息二字），喝喝然①，取足少阴。腹满，食不化向向然，不得大便，取足太阴。腹痛，刺脐左右动脉②，已刺，按之立已；不已，刺气街，已刺，按之立已。

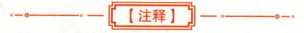

①喝喝然：形容气喘的声音。
②脐左右动脉：指天枢穴。

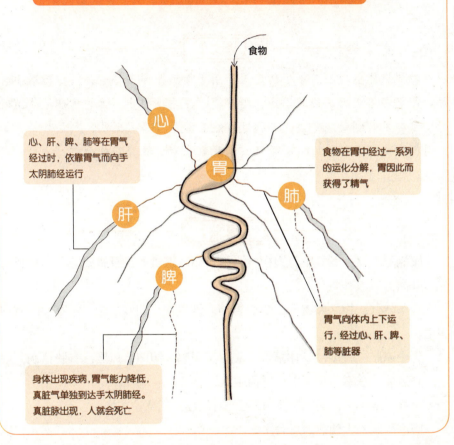

【译文】

腹部胀满、大便不通以致肚子膨大，向上影响到胸部甚至咽喉，气喘有声，应取足少阴经的穴位以刺之。腹部胀满消化不良、肠鸣、大便不通的，应取足太阴经的穴位以刺之。腹部疼痛，针刺肚脐两旁的天枢穴，刺后用手按压，可立即止痛；疼痛不止的，再刺足阳明经的气街穴，刺后也用手按压，可立即止痛。

【原文】

腹暴痛满，按之不下，取太阳经络血者，则已，又刺少阴俞（一本作少阳俞）去脊椎三寸旁五，用圆利针，刺已如食顷久，立已，必视其经之过于阳者数刺之。

【译文】

腹部突然出现胀满疼痛的症状，用手按摩胀痛不减轻，治疗时取手、足太阳经的络穴针刺使其出血，则疼痛可以立刻停止。如果疼痛不能减轻时，可再用圆利针刺肾俞穴外离开脊柱三寸的志室穴五次，刺后如一顿饭的时间疼痛可以停止。但必须仔细地观察患者经脉充盛的地方，才可针刺多次。

【原文】

腹满不能食，刺脊中。腹中气胀引脊痛，饮食多，身羸瘦，名曰食晦①，先取脾俞，后取季胁②。

大肠转气，按之如覆杯，热引胃痛，脾气寒，四肢急烦，不嗜食，脾俞主之。

胃中寒胀，食多，身体羸瘦，腹中满而鸣，腹䐜，风厥，胸胁榰满，呕吐，脊急痛，筋挛，食不下，胃俞主之。

头痛，食不下，肠鸣胪胀③欲呕，时泄注，三焦俞主之。

腹满胪胀，大便泄，意舍主之。

【注释】

①食晦：指由于胃肠和胆有燥热而导致的多食而形体消瘦。

②季胁：指脾之募穴章门。

③胪胀：即腹胀。《广韵·九鱼》："腹前曰胪。"

【译文】

腹部胀满不能进食,应取督脉脊中穴刺之。腹中气胀,牵引脊背痛,饮食虽多而身体干瘦,病名叫食晦。应先取脾俞,后取季胁处的章门穴主治。

大肠转气作响,按之如覆杯一样,大肠热引起胃痛,而脾气虚寒则四肢拘急,心烦不食,应取足太阳经的脾俞主治。

胃中有寒而胀满饮食不进;或胃中有热而多食身瘦;或寒热错杂而腹满肠鸣,或腹胀而兼风厥;或胸胁部支撑胀满,气逆呕吐,而引起脊背拘急疼痛,筋脉拘挛,饮食不进等症,应取足太阳经的胃俞主治。

外感头痛,饮食不进,肠鸣腹胀,上而欲呕,下而时常水泄,应取足太阳经的三焦俞主治。

腹满腹胀,大便溏泄,应取足太阳经的意舍穴主治。

督脉

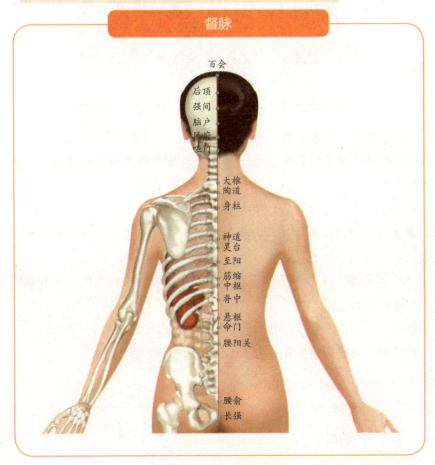

【原文】

胪胀水肿，食饮不下，多寒（《千金》作恶寒），胃仓主之。

心腹胀满，噫，烦热，善呕，膈中不利，巨阙主之。

寒中伤饱，食饮不化，䐜胀，心腹胸胁楂满，脉虚则生百病，上脘主之。

腹胀不通，寒中伤饱，食饮不化，中脘主之。

食饮不化，入腹还出，下脘主之。

肠中常鸣，时上冲心，灸脐中。

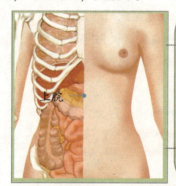

定位

在上腹部，脐中上5寸，前正中线上

【译文】

水肿而腹胀，食饮不进，多恶寒，应取足太阳经的胃仓穴主治。

心腹胀满，叹息，心中烦热，喜呕吐，胸与横膈部滞塞堵闷，应取任脉巨阙穴主治。

寒邪侵中又为饱食所伤，则水谷不能运化，发生胀满，甚至心腹胸胁都支撑胀满不舒，如果脉虚，为正气不足，则百病丛生，应取任脉上脘穴主治。

腹胀满不通，因中有寒邪又为饱食所伤，以致饮食不化，应取任脉中脘穴主治。

饮食不能消化，呕吐反胃，应取任脉下脘穴主治。

肠中水气经常鸣响，时常向上冲心，应灸任脉脐中穴。

【原文】

心满气逆，阴都主之。

大肠寒中（《千金》作疝），大便干，腹中切痛，肓俞主之。

腹中尽痛，外陵主之。

肠鸣相逐，不可倾侧，承满主之。

腹胀善满，积气，关门主之。

【译文】

心中胀满，气上逆，应取足少阴的阴都穴主治。

大肠中寒，不能传导，因而大便干，腹中急痛，应取足少阴的肓俞穴主治。

腹上下都痛的，应取足阳明经的外陵穴主治。

肠中水气上下奔窜而发肠鸣，不能侧卧，应取足阳明经的承满穴主治。

腹中胀满，有积气，应取足阳明经的关门穴主治。

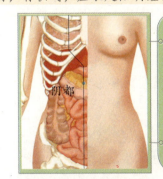

定位

在上腹部，脐中上4寸，前正中线旁开0.5寸

【原文】

食饮不下，腹中雷鸣，大便不节①，小便赤黄，阳纲主之。

腹胀肠鸣，气上冲胸，不能久立，腹中痛濯濯，冬日重感于寒则泄，当脐而痛，肠胃间游气切痛，食不化，不嗜食，身肿（一本作重），夹脐急，天枢主之。

腹中有大热不安，腹有大气，暴腹胀满，癃②，淫泺，气冲主之。

腹满痛不得息，正偃卧，屈一膝，伸一膝，并气冲，针上入三寸，气至泻之。

【注释】

①不节：不能节制。
②癃：指小便不利。

【译文】

饮食不下，腹中雷鸣，大便不能节制，小便短而赤黄，应取足太阳经的阳纲穴主治。

腹胀肠鸣，气上冲胸，不能久立，腹中疼痛而有水声濯濯，这是气血虚，肠胃积冷所致。如果再在冬天重感寒邪，则必发生腹泻，脐部疼痛，肠胃之间的气体走窜剧痛，食物不消化，也不欲饮食，身发浮肿及筋脉拘急等症，应取足阳明经的天枢穴主治。

腹中有大热，使人不安，腹中有逆气，突发腹部胀满，小便不利，全身酸痛无力，应取足阳明经的气冲穴主治。

腹中胀满而痛，至于不敢呼吸的，让患者仰卧，屈一膝，伸一腿膝，刺气冲穴，沿皮向上刺入三寸，待气至则泻之。

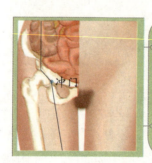

定位

在腹股沟区，腹股沟斜纹中，髂外动脉搏动处的外侧

【原文】

寒气腹满，癃，淫泺，身热，腹中积聚疼痛，冲门主之。

腹中肠鸣盈盈然，食不化，胁痛不得卧，烦热口干燥，不嗜食，胸胁榰满，喘息而冲鬲，呕，心痛及伤饱，身黄，酸痟羸瘦，章门主之。

肠鸣而痛，温溜主之。

肠腹时寒，腰痛不得卧，三里主之。

腹中有寒气，隐白主之。

腹满向向然，不便，心下有寒痛，商丘主之。

腹中热若寒，肠善鸣，强欠，时内痛，心悲气逆，腹满，漏谷主之。已刺外踝上，气不止，腹胀而气快然引肘胁下，皆主之。

腹中气胀，嗑嗑①不嗜食，胁下满，阴陵泉主之。

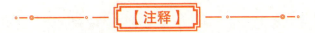

① 嗑嗑（xiā xiā）：此处是吸饮的意思。

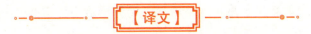

寒气在内而腹胀满，小便不利，全身酸痛无力，并有身热，腹中积聚疼痛等症，应取足太阴的冲门穴主治。

腹中肠鸣像水溢一般，食不消化，胁痛不能卧床，心中烦热，口干舌燥，不愿饮食，胸胁部支撑胀满，喘息而气上冲，膈食，呕吐，心痛及伤于饱食，身黄，消瘦等症，应取脾的募穴章门主治。

肠鸣腹痛，应取手阳明的郄穴温溜主治。

肠及腹时常有寒冷的感觉，腰痛不能安卧，应取手阳明经的手三里穴主治。

腹中积有寒气，应取足太阴经的井穴隐白主治。

腹中胀满而鸣响，不大便，胃脘有寒而作痛，应取足太阴经的商丘穴主治。

腹中有热，或者有寒，肠鸣，强行呵欠，时腹内痛，心中悲伤，气上逆，腹满等症状，应取足太阴经的漏谷穴主治。如果已经刺过外踝上的三阴交穴后，气逆不止，腹胀满，有时有快然的感觉，此穴都能主治。

腹中气胀，吸饮而不欲食，胁下胀满，应取足太阴经的合穴阴陵泉主治。

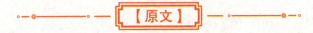

喘，少气不足以息，腹满，大便难，时上走胸中鸣，胀满，口舌干，口中吸吸，善惊，咽中痛，不可内食，善怒，惊恐不乐，大钟主之。

嗌干，腹瘛痛，坐起目䀮䀮，善怒多言，复溜主之。

腹寒胀满，厉兑主之。

腹大不嗜食，冲阳主之。

厥气上楷，解溪主之。

【译文】

喘息少气而感觉呼吸气不足，腹中胀满，大便困难，气时上行，胸中痰鸣而胀满，口舌干而乱动，时常发惊，咽中痛不能进食，时常发怒，恐惧，郁闷不乐，应取足少阴经的大钟穴主治。

咽喉发干，腹中掣痛，坐起则两眼视物不清，时常发怒，多话语，应取足少阴经的经穴复溜主治。

腹部寒冷且胀满，应取足阳明经的井穴厉兑主治。

腹部胀大不欲食，应取足阳明经的原穴冲阳主治。

手足厥冷而气上逆，应取足少阴经的原穴解溪主治。

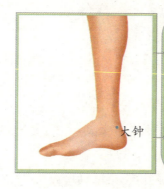

定位

在跟区，内踝后下方，跟骨上缘，跟腱附着部前缘凹陷中

【原文】

大肠有热，肠鸣腹满，夹脐痛，食不化，喘，不能久立，巨虚上廉主之。

肠中寒，胀满善噫，恶闻食臭，胃气不足，肠鸣腹痛，泄，食不化，心下胀，三里主之。

腹满，胃中有热，不嗜食，悬钟主之。

大肠实则腰背痛，寒痹转筋[①]，头眩痛；虚则鼻衄，癫疾，腰痛溅溅然汗出，令人欲食，欲走，承筋主之，取脚下三折横，视盛者出血[②]。

【注释】

①转筋：肢体筋脉牵掣拘挛，痛如扭转。
②取脚下三折横，视盛者出血：语意不详。

【译文】

大肠有热，以致肠鸣腹满，脐两旁疼痛，食物不消化，喘息，不能长时间站立，应取大肠合穴巨虚上廉主治。

肠中有寒，以致胀满、嗳气而有食臭的气味，胃气不足，病剧则肠鸣、腹痛、泄泻，食不消化，心下胀饱，应取胃的合穴三里主治。

腹胀满，胃中有热，不愿饮食，应取足少阳经的悬钟穴主治。

大肠邪实，就会引起腰背拘急疼痛，寒痹痛而转筋，头眩晕且痛；大肠气虚，就会发生鼻衄，癫疾，腰痛汗出，并且使人食欲亢进而欲行走，应取足太阳经的承筋主治。

08 肾小肠受病发腹胀腰痛引背少腹控睾

【原文】

邪在肾，则病骨痛阴痹①。阴痹者，按之而不得，腹胀腰痛，大便难，肩背颈项强痛，时眩，取之涌泉、昆仑，视有血者，尽取之。

少腹控睾②引腰脊，上冲心肺，邪在小肠也。小肠者，连睾系，属于脊，贯肝肺，络心系。气盛则厥逆，上冲肠胃，熏肝肺，散于胸，结于脐，故取肓原以散之，刺太阴以予之，取厥阴以下之，取巨虚下廉以去之，按其所过之经以调之。

小肠病者，少腹痛，腰脊控睾而痛，时窘之后，耳前热，若寒甚，若独肩上热甚，及手小指次指间热，若脉陷者，此其候也。

【注释】

①阴痹：指寒湿阴邪所致的痹证。
②控睾：控为牵引之意。控睾，为牵引睾丸。

【译文】

邪气在肾，就会有骨痛、阴痹的症状。阴痹，就是身体疼痛的地方不固定，即使用手按压也不能确定疼痛的具体部位，腹胀、腰痛，大便困难，肩、背、颈、项都出现屈伸不利的疼痛，而且经常感到眩晕。治疗时应取涌泉、昆仑两穴，如果伴有瘀血的现象就用针刺使其出血。

小腹的牵引会导致睾丸疼痛，并牵及腰背和脊骨，向上冲到心胸的部位，这些是邪气在小肠的表现，小肠与睾系相连，向后联属于脊背，它的经脉与肝肺贯通，绕络于心系。所以小肠邪气盛的时候，就会出现气机逆行向上的情况，上冲肠胃，熏蒸肝脏，布散在肓膜，积聚在脐部。所以要取肓之原穴以消散脐部的邪气，用针刺手太阴经的方法来补肺虚，再刺足厥阴经来泻肝实，并刺巨虚下廉以祛除小肠的邪气，同时又要按压小肠经脉所过之处来调和气血。

小肠腑病变的症状，表现为小腹疼痛，腰脊牵引睾丸作痛，有时出现小便窘急以及大小便不利的情况，出现耳前发热，或耳前发冷，或肩上发热，以及手小指与无名指之间发热，或脉络虚陷不起，这都属于小肠腑病变的症状表现。

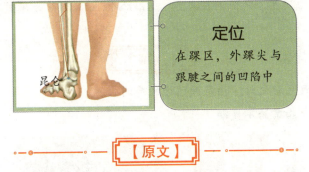

定位
在踝区，外踝尖与跟腱之间的凹陷中

昆仑

【原文】

黄帝问曰：有病厥者，诊右脉沉坚，左手浮迟，不知病生安在？岐伯对曰：冬诊之，右脉固当沉坚，此应四时，左脉浮迟，此逆四时。左当主病，诊左在肾，颇在肺，当腰痛。问曰：何以言之？对曰：少阴脉贯肾络肺，今得肺脉，肾为之病，故为腰痛。

【译文】

黄帝问道：有患厥病的，诊得右脉沉而紧，左脉浮而迟，不知主病在何处？岐伯答道：因为是冬天诊察其脉象，右脉本来应当沉紧，这是和四时相应的正常脉象，左脉浮迟，则是逆四时的反常脉象，所以与肺脏关联。腰为肾之府，故当有腰痛的症状。问道：为什么这样说呢？答道：少阴的经脉贯肾络于肺，现于冬季肾脉部位诊得了浮迟的肺脉，是肾气不足的表现，虽与肺有关，但主要是肾病，故肾病当主为腰痛。

【原文】

足太阳脉令人腰痛，引项脊尻背如肿状，刺其郄中太阳正经去血，春无见血。

少阳令人腰痛，如以针刺其皮中，循循然不可俯仰，不可以左右顾，刺少阳盛骨之端出血，盛骨在膝外廉之骨独起者，夏无见血。

阳明令人腰痛，不可以顾，顾如有见者，善悲，刺阳明于胻前三痏，上下和之出血，秋无见血。

足少阴令人腰痛，痛引脊内廉，刺足少阴于内踝上二痏，春无见血，若出血太多，虚不可复。

厥阴之脉令人腰痛，腰中如张弓弩弦，刺厥阴之脉，在腨踵鱼腹之外①，循之累累然乃刺之。其病令人善言，默默然不慧②，刺之三痏。

【注释】

①在腨踵鱼腹之外：指足厥阴经的蠡沟穴。
②不慧：指言语不爽朗。

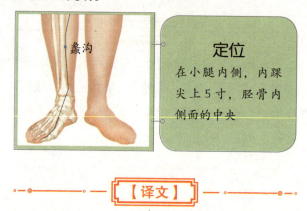

定位

在小腿内侧，内踝尖上5寸，胫骨内侧面的中央

【译文】

足太阳经脉发病使人腰痛，痛时牵引项脊尻背，好像担负着沉重的东西一样，治疗时应刺其合穴委中，即在委中穴处刺出其恶血，若在春季不要刺出血。

足少阳经脉发病使人腰痛，痛如针刺于皮肤中，逐渐加重不能前后俯仰，并且不能左右回顾。治疗时应刺足少阳经成骨的起点出血，成骨即膝外侧高骨突起处，若在夏季则不要刺出血。

阳明经脉发病而使人腰痛，颈项不能转动回顾，如果回顾则神乱目花犹如妄见怪异，并且容易悲伤，治疗时应刺足阳明经在胫骨前的足三里穴三次，并配合上、下巨虚穴刺出其血，秋季则不要刺出血。

足少阴脉发病使人腰痛，痛时牵引到脊骨的内侧，治疗时应刺足少阴经在内踝上的复溜穴两次，若在春季则不要刺出其血，如果出血太多，就会导致肾气损伤而不易恢复。

厥阴经脉发病使人腰痛，腰部强急如新张的弓弩弦一样，治疗时应刺阻厥阴的经脉，其部位在腿肚和足跟之间鱼腹之外的蠡沟穴处，摸之有结络累累然不平者，就用针刺之。这种病常使人沉默少语，精神不振，要针刺三次。

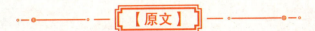

【原文】

解脉①令人腰痛，痛引肩，目䀮䀮然，时遗溲，刺解脉在膝筋分肉间，在郄外廉之横脉出血，血变而止。

同阴之脉②令人腰痛，腰如小锤居其中，怫然肿，刺同阴之脉，在外踝上绝骨之端，为三痏。

解脉令人腰痛如裂（《素问》作引带），常如折腰之状，善怒，刺解脉，在郄中结络如黍米，刺之血射以黑，见赤血乃已（全元起云：有两解脉，病源各异，疑误未详）。

阳维之脉令人腰痛，痛上怫然肿，刺阳维之脉，脉与太阳合腨下间，去地一尺所。

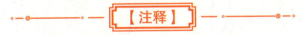

【注释】

①解脉：指足太阳经的散行脉。
②同阴之脉：即足少阳络脉。

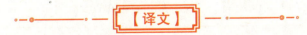

【译文】

解脉发病使人腰痛，痛时会牵引到肩部，眼睛视物不清，时常遗尿，治疗时应取解脉在膝后大筋分肉间（委中穴）外侧的委阳穴处，有血络横见，紫黑盛满，要刺出其血直到血色由紫变红为止。

足少阳络脉发病使人腰痛，痛时胀闷沉重，好像有小锤在里面敲击，病处突然肿胀，治疗时应刺足少阳络脉，在外踝上绝骨之端的阳辅穴处，针三次。

解脉发病使人腰痛，好像有带子牵引一样，常好像腰部被折断一样，并且时常有恐惧的感觉,治疗时应刺解脉,在郄中有络脉结滞如黍米者,刺之则有黑色血液射出,等到血色变红时即停止。

阳维脉发生病变所产生的腰痛,疼痛的部位突然出现肿胀,治疗时应刺阳维脉,刺阳维脉与足太阳经交合在足和小腿肚之间,大约离地面一尺的地方。

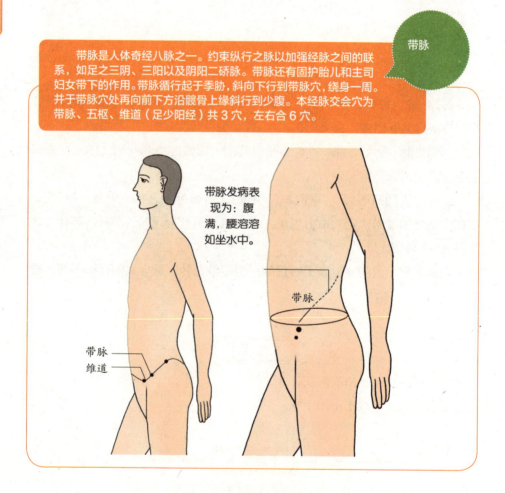

带脉

带脉是人体奇经八脉之一。约束纵行之脉以加强经脉之间的联系,如足之三阴、三阳以及阴阳二跷脉。带脉还有固护胎儿和主司妇女带下的作用。带脉循行起于季胁,斜向下行到带脉穴,绕身一周。并于带脉穴处再向前下方沿髋骨上缘斜行到少腹。本经脉交会穴为带脉、五枢、维道(足少阳经)共3穴,左右合6穴。

带脉发病表现为:腹满,腰溶溶如坐水中。

带脉
维道

【原文】

衡络之脉[①]令人腰痛,得俯不得仰,仰则恐仆,得之举重伤腰,衡络绝伤,恶血归之,刺之在郄阳之筋间,上郄数寸衡居,为二痏出血。

会阴之脉[②]令人腰痛,痛上漯然汗出,汗干令人欲饮,饮已欲走,刺直阳之脉[③]上三痏,在跷上郄下三寸所横居[④],视其盛者出血(《素问》漯漯然作潝潝然,三所作五寸)。

【注释】

①衡络之脉：即带脉。

②会阴之脉：指会阴穴。张志聪："任脉起于会阴，与督脉交会，分而上行，故曰会阴之脉。"

③直阳之脉：指督脉。

④在郄上郄下三寸所横居：指承筋穴。

【译文】

带脉发生病变所产生的腰痛，疼痛时身体能俯不能仰，后仰时担心跌倒。这种病主要是举重物损伤了腰部，使带脉被瘀血阻滞不通，治疗时可针刺离臀下横纹数寸的委阳、殷门二穴，针刺两次出血。

会阴脉病变所引起的腰痛，疼痛时不断出汗，汗止后患者就想喝水，喝了水患者又坐卧不安，治疗时可以针刺直阳脉三次，位置在阳脉上、委中穴下的承筋穴处，注意在有络脉横居、血络盛满处针刺出血。

【原文】

飞阳之脉①令人腰痛，痛上拂然，甚则悲以恐，刺飞阳之脉，在内踝上二寸（《素问》作五寸），少阴之前与阴维之会。

昌阳之脉②令人腰痛，痛引膺，目䀮䀮然，甚则反折，舌卷不能言，刺内筋为二痏，在内踝上大筋后，上踝一寸所（《素问》大筋作太阴；一寸作二寸）。

散脉③令人腰痛而热，热甚而烦，腰下如有横木居其中，甚则遗溲，刺散脉在膝前骨肉分间，络外廉束脉为三痏。

【注释】

①飞阳之脉：指足太阳经络脉。

②昌阳之脉：指足少阴经。昌阳为肾经复溜穴的别名。

③散脉：指足太阴络脉。《黄帝内经素问》注："散脉，足太阴之别也，散行而上，故以名焉。"

【译文】

足太阳经络脉病变所引起的腰痛,疼痛处经脉发生肿胀,疼痛剧烈时患者感到悲伤和恐惧。治疗时可以针刺足太阳经络脉,部位在内踝上五寸,足少阴经之前与阴维脉相会处。

足少阴经病变所引起的腰痛,疼痛时牵连到胸部,两眼视物不清,病情严重的腰背向后反折,不能向前弯,舌头卷缩,不能说话,治疗时可以针刺筋内侧的复溜穴两次,穴位在内踝大筋的前面,太阴经的后面,内踝上二寸的地方。

足太阴络脉病变所引起的腰痛,疼痛时伴有发热的症状,严重时患者会烦躁不安,感觉腰的下面像有一根横木在里面,甚至出现遗尿的症状。治疗时可以针刺足太阴络脉三次,部位在膝关节前骨肉的间隙,外侧的小脉上。

【原文】

肉里之脉①令人腰痛,不可以咳,咳则筋挛,刺肉里之脉为二痏,在太阳之外,少阳绝骨之端。

腰痛夹脊而痛,至头几几然,目𥆧𥆧欲僵仆,刺足太阳郄中出血。

腰痛引少腹控䏚②,不可以俯仰,刺腰尻交者两髁胂③上,以月死生为痏数,发针立已(《素问》云:左取右,右取左)。

腰痛上寒,取足太阳、阳明;痛上热,取足厥阴;不可以俯仰,取足少阳;中热而喘,取足少阴、郄中血络。

【注释】

①肉里之脉:指足少阳经。

②控䏚:控,牵引。䏚,指季胁下空软处。

③髁胂:髁,指大腿骨。胂,夹脊肉。《素问集注》注:"胂即两髁上陇起肉也。"

【译文】

足少阳经病变所引起的腰痛,疼痛时不敢咳嗽,如果咳嗽会使筋脉痉挛拘急。治疗时可以针刺足少阳经两次，部位在太阳经的外侧，少阳绝骨的后方。

有的腰痛牵连到脊背，一直疼到头顶，颈部僵硬，两眼视物不清，走路不稳，好像要跌倒，治疗时可针刺太阳经的委中穴出血。

腰痛时牵引少腹，引动季胁之下，不能后仰，治疗时应刺腰尻交处的下髎穴，其部位在两踝骨下挟脊两旁的坚肉处，针刺时以月亮的盈亏计算针刺的次数，针后会立即见效。

有的腰痛病，痛处发冷，治疗时应针刺足太阳经和足阳明经；如果痛处发热，应当针刺足厥阴经；如果伴有身体不能俯仰，应当针刺足少阳经；如果腰痛伴有体内有热而气喘，治疗时应针刺足少阴经，并针刺足太阳经的委中穴出血。

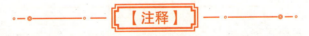

【原文】

腰痛上寒，实则脊急强，长强主之。

少腹痛控睾引腰脊，疝痛，上冲心，腰脊强，溺难黄赤，口干，小肠俞主之。

腰脊痛强引背少腹，俯仰难，不得仰息，脚痿重，尻不举，溺赤，腰以下至足清不仁，不可以坐起，膀胱俞主之。

腰痛不可以俯仰，中膂俞主之。

腰脊痛而清，善伛，睾跳骞①，上髎主之。

【注释】

①睾跳骞：指睾丸上缩。

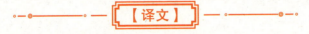

【译文】

腰痛，痛处上面有寒凉感觉，如果属邪气实，就会发生脊背拘急而强直不舒，应取督脉的长强穴主治。

小腹痛，下连控睾丸后掣腰脊，疝痛，上冲于心，腰脊强直，小便困难黄赤，口干，应取足太阳经的小肠俞主治。

腰脊疼痛强直牵引背和少腹，以致身体不能俯仰，也不能仰卧呼吸，脚痿弱无力而感到沉重，尻部抬不起来，小便色赤，自腰以下到脚寒冷而麻木不仁，身体不能坐起，应取足太阳经的膀胱俞主治。

腰痛不能俯仰，应取足太阳经的中膂俞主治。

腰脊痛而发凉，喜弯腰，睾丸上缩，应取足太阳经的上髎穴主治。

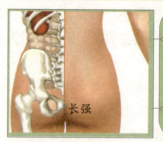

长强

定位

在会阴区，尾骨下方，尾骨端与肛门连线的中点处

【原文】

腰痛侠侠不可以俯仰，腰以下至足不仁，入脊腰背寒，次髎主之，先取缺盆，后取尾骶与八髎。

腰痛，大便难，飧泄，腰尻中寒，中髎主之。

腰痛脊急，胁下满，小腹坚急，志室主之。

腰脊痛，恶寒，少腹满坚，癃闭下重，不得小便，胞肓主之。

腰痛骶寒，俯仰急难，阴痛下重，不得小便，秩边主之。

腰痛控睾小腹及股，卒俯不得仰，刺气冲。

腰痛不得转侧，章门主之。

【译文】

腰痛，不舒畅不能俯仰，从腰以下至足麻木不仁，或因邪气入脊而腰背恶寒，应取足太阳经的次髎主治。刺时应先取缺盆，后取长强与八髎。

腰痛，大便困难，或泄泻完谷不化，腰尻中寒凉，应取足太阳经的中髎穴主治。

腰痛而脊背拘急，胁下满，小腹坚硬拘急，应取足太阳经的志室穴主治。

腰脊痛，身恶风，少腹满而硬，癃闭下坠，小便不通，应取足太阳经的胞肓穴主治。

腰痛骶骨寒凉，俯仰时觉紧急困难，阴器疼痛下坠，小便不通，应取足太阳经的秩边穴主治。

腰痛牵引到睾丸、小腹和大腿，身俯就不能仰，应刺足阳明经的气冲穴。

腰痛不能转侧，应取足厥阴经的章门穴主治。

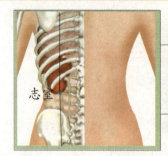

定位
在腰区，第2腰椎棘突下，后正中线旁开3寸

志至

【原文】

腰痛不可以久立俯仰，京门及行间主之。

腰痛引少腹，居髎主之。

腰痛不可俯仰，阴陵泉主之。

腰痛少腹满，小便不利如癃状，羸瘦，意恐惧，气不足，腹中悒悒，太冲主之。

腰痛，少腹痛，阴包主之。

腰痛大便难，涌泉主之（《千金》云腰脊相引如解）。

实则闭癃，凄凄腰脊痛，宛转，目循循然，嗜卧，口中热，虚则腰痛，寒厥，烦心闷，大钟主之。

【译文】

腰痛不能久站，也不能俯仰，应取肾之募穴京门及足厥阴的行间穴主治。

腰痛牵引少腹作痛，应取足太阳经的居髎穴主治。

腰痛不能俯仰，应取足太阴经的阴陵泉穴主治。

腰痛，少腹满，小便不利，好像癃闭一样，身体羸瘦，心中时常有恐惧的感觉，呼吸气不足，腹中不舒适，应取足厥阴经的原穴太冲主治。

腰痛，少腹也痛，应取足厥阴经的阴包穴主治。

腰痛而大便困难，应取足少阴经的井穴涌泉主治。

如果邪气实就会出现小便不通，凄凄畏寒，腰脊疼痛而嗜卧，口中觉热；正气虚的，就会出现腰痛，手足寒冷和心烦闷，应取足少阴经的络穴大钟主治。

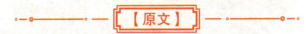

【原文】

腰痛引脊内廉，复溜主之，春无见血，若太多，虚不可复（是前足少阴痛也）。

腰痛不能举足，少坐若下车踬地①，胻中矫矫然，申脉主之。

腰痛如小锤居其中，怫然肿痛，不可以咳，咳则筋缩急，诸节痛，上下无常，寒热，阳辅主之。

腰痛不可举足，跟中踝后痛，脚痿，仆参主之。

腰痛夹脊至头几几然，目䀮䀮，委中主之（是前刺足太阳郄中出血者）。

腰痛得俯不得仰，仰则恐仆，得之举重，恶血归之，殷门主之（是前衡络之脉腰痛者）。

腰脊痛尻臀股阴寒大痛，虚则血动，实则并热痛，痔痛，尻臎②中肿，大便直出，扶承主之。

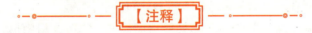

【注释】

①踬地：跌倒在地。
②臎：指臀部。

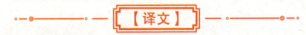

【译文】

腰痛牵引脊里，应取足少阴经的经穴复溜主治。如在春天不要刺出血，若出血太多，可致身体虚弱者不能恢复。

腰痛而不能抬脚和少坐片刻，像是下车被绊倒一样，胻中有火热的感觉，应取阳跷脉申脉穴主治。

腰痛像有针锥在内，怫郁而肿痛，不敢咳，咳则筋短缩拘急，全身骨节疼痛，或上或下没有固定的部位，恶寒发热，应取足少阳经的阳辅穴主治。

腰痛不能动，脚跟中和踝骨后都疼痛，脚痿弱无力，应取足太阳经的仆参穴主治。

腰痛，夹脊两旁到头顶都强直拘急不舒，眼睛看不清东西，应取足太阳经的合穴委中主治。

腰痛，能俯而不能仰，如果仰身就怕扑倒，这是因为举重伤腰，瘀血留滞于内所致，应取足太阳经的殷门穴主治。

腰、脊、尻、臀、股感受寒气而剧痛，正气虚则血妄行，邪气实则热痛，痔及会阴部痛，尻与臀部肿，大便泻出，应取足太阳经的扶承穴主治。

阴跷脉

阴跷脉，是足少阴肾经之别脉。起于跟中足少阴肾经之然谷穴，再循内踝上行腹股、生殖器、胸腹，再上行至咽喉，并至睛明穴。患阴硚脉疾病者，阳气不足，阴气偏盛，欲闭目而睡。

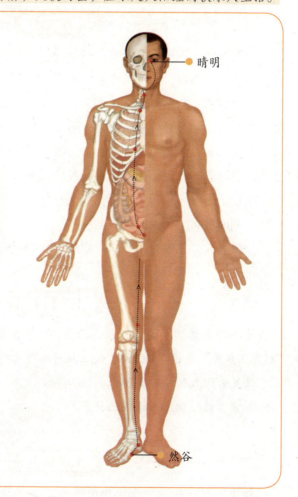

09 三焦膀胱受病发少腹肿不得小便

【原文】

少腹肿痛，不得小便，邪在三焦约①，取之足太阳大络②，视其结络脉与厥阴小络结而血者，肿上及胃脘，取三里。

三焦病者，腹胀气满，少腹尤坚，不得小便，窘急，溢则为水，留则为胀，候在足太阳之外大络，络在太阳、少阳之间，亦见于脉，取委阳。

膀胱病者，少腹偏肿而痛，以手按之则欲小便而不得，眉（一本作肩）上热，若脉陷，及足小指外侧及胫踝后皆热者，取委中。

病在少腹痛，不得大小便，病名曰疝，得寒则少腹胀，两股间冷，刺腰髁间，刺而多之，尽灵病已。

少腹满大，上走胃至心，索索然③身时寒热，小便不利，取足厥阴。

【注释】

①邪在三焦约：约，约束。三焦约，指膀胱，因膀胱能约束三焦水道。"邪在三焦约"意指邪在三焦，使三焦对水道的约束功能失常而导致癃闭之症。

②足太阳大络：即委阳穴。

③索索然：指恶寒战栗的样子。

【译文】

如小腹部疼痛、肿胀，小便不利，这是邪在膀胱的症状，治疗时应取足太阳经的大络委阳穴针刺，观察足太阳经的大络与厥阴经的小络，其中如有瘀血积聚，就用针刺的方法来除去瘀血，如果小腹部肿痛向上连及胃脘的，取足三里穴刺治。

三焦腑病变的症状，表现为腹气胀满，小腹部尤为满硬坚实，小便不通而甚感急迫。小便不通则导致水道不利，水道不利则导致水液无所出，如果水溢于皮下则会水肿，如果水停留在腹部则会形成水胀病。诊察此病，可观察足太阳经外侧大络的变化，此大络在足太阳经与足少阳经之间，若此处脉出现赤色，治疗时应取三焦腑在下肢的下合穴，即足太阳经的委阳穴。

膀胱腑病变的症状，表现为小腹部偏肿、疼痛，若用手按压痛处，就会产生尿意，却又尿不出来。由于膀胱经脉起于足小趾外侧，循胫踝上行于肩背，所以当足小趾外侧、胫踝及肩部发热，或是这些部位的经脉循行处陷下不起时，可以取用膀胱腑的下合穴，即本经（足太阳经）的委中穴，来进行治疗。

病在少腹，腹痛且大小便不通，病名叫疝，是受寒所致，应针刺少腹到两大腿内侧间以及腰部和髁骨间穴位，针刺穴位要多，到少腹部都出现热感，病就痊愈了。

小腹胀满膨大，向上影响到胃以至心脏，身体时热时寒，小便不利的，应取足厥阴经的穴位以刺之。

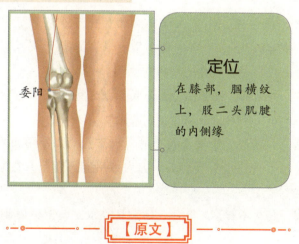

委阳

定位

在膝部，腘横纹上，股二头肌腱的内侧缘

【原文】

胞转不得溺，少腹满，关元主之。

小便难，水胀满，溺出少，胞转不得溺，曲骨主之。

少腹胀急，小便不利，厥气上头巅，漏谷主之。

溺难痛，白浊，卒疝，少腹肿，咳逆呕吐，卒阴跳，腰痛不可以俯仰，面仓黑，热，腹中䐜满，身热厥痛，行间主之。

少腹中满，热闭不得溺，五里主之。

少腹中满（一本作痛），小便不利，涌泉主之。

筋急，身热，少腹坚肿时满，小便难，尻股寒，髀枢痛，外引季胁，内控八髎，委中主之。

阴胞①有寒，小便不利，扶承主之。

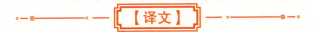

①阴胞：指膀胱。

【译文】

胞系绞纽，小便不出，少腹胀满的，应取任脉的关元穴主治。

小便排泄困难，水蓄而腹胀满，尿量很少，胞转而小便不出的，应取任脉的曲骨穴主治。

少腹胀满拘急，小便不利，气厥而上冲头顶的，应取足太阴络漏谷穴主治。

排尿困难，尿道痛，小便白浊，突然疝痛而少腹肿胀，咳嗽气逆呕吐，突然发生阴缩，腰痛不能俯仰，面色青黑，热而腹中胀满，全身发热，厥逆疼痛，应取足厥阴经的行间穴主治。

少腹胀满，热结而小便不通，应取足厥阴经的五里穴主治。

少腹胀满，小便不利，应取足少阴经的井穴涌泉主治。

筋脉拘急，身发热，少腹坚硬而肿，时常胀满，小便困难，尻和股部寒凉，股髋关节处疼痛牵引季胁部，向内控引至八髎处，应取足太阳经的合穴委中主治。

膀胱有寒，气化不行，而致小便不利，应取足太阳经的扶承穴主治。

10 三焦约内闭发不得大小便

【原文】

内闭不得溲，刺足少阴、太阳与骶上以长针。气逆取其太阴、阳明。①厥甚，取太阴、阳明动者之经。

三焦约，大小便不通，水道主之。

大便难，中注及太白主之。

大便难，大钟主之。

【注释】

①气逆，取其太阴、阳明：水邪上逆，即取太阴脾经的隐白、公孙穴，阳明胃经的解溪穴、足三里穴。

【译文】

肾和膀胱的功能失调，而致气化不行，水气停蓄，小便不通的，可用长针刺足少阴、足太阳与尾骶之上的俞穴，以通其小便。如水邪上逆，则取其足太阴、足阳明的俞穴，补土以制水。如果水邪上逆过甚，即取足太阴、足阳明的经穴，以降其逆。

三焦的约束功能失常，大小便不通的，应取足阳明经的水道穴主治。

大便干燥而难下，应取肾经的中注穴及脾经的太白主治。

大便秘涩难下，应取足少阴经的络穴大钟主治。

11 足厥阴脉动喜怒不时发㿉疝遗溺癃

【原文】

黄帝问曰：刺节言去衣者，刺关节之支络者，愿闻其详。岐伯对曰：腰脊者，人之关节，股胻者，人之趋翔①，茎睾者，身中之机，阴精之候，津液之道路也。故饮食不节，喜怒不时，津液内流，而下溢于睾，水道不通，炅不休息，俯仰不便，趋翔不能，荥然有水②，不上不下，铍石所取，形不可匿，裳不可蔽，名曰去衣。

【注释】

①趋翔：行动敏捷的意思。趋为快走，翔为飞翔。

②荥然有水：荥然，小水貌。荥然有水，是形容有水蓄积，像微浅的不能流行的小水一样。

【译文】

黄帝问道：针刺五节中的去衣，先生说是刺关节肢络，希望您能详尽地讲给我听听。岐伯答道：腰脊是身体内较大的关节；下肢是人体行走的枢要，也是站立时的支柱；阴茎、睾丸为人身之机，人身精液由此而泄，尿液由此而出，所以是阴精、津液的通道。如果饮食不知节制调配，喜怒不时过度刺激，影响津液的运行和代谢，使得津液内溢，停聚于阴囊，水道不通，阴囊日益胀大，会使人体的俯仰、行动都受到限制，这种病是由于水液内停，津液运行上下不通导致的，因为治疗目的在于消除积水，就像去掉多余的衣服一样，所以叫去衣。

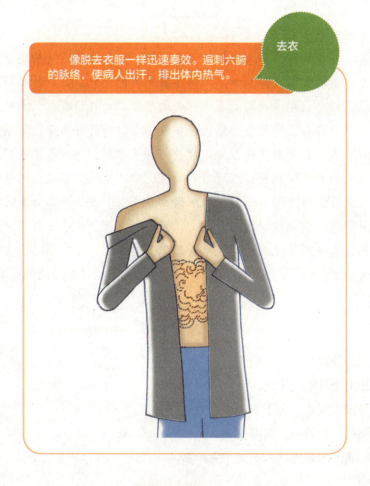

去衣

像脱去衣服一样迅速奏效。遍刺六腑的脉络，使病人出汗，排出体内热气。

【原文】

问曰：有癃者，一日数十溲①，此不足也。身热如炭，颈膺如格，人迎躁盛，喘息气逆，此有余也（《素问》下有阳气大盛于外），阴气不足一句。太阴脉细如发者，此不足者也，其病安在？对曰：病在太阴，其盛在胃，颇在肺，病名曰厥，死不治，此得五有余、二不足。问曰：何谓五有余、二不足？对曰：所谓五有余者，病之气有余也，二不足者，亦病气之不足也。今外得五有余，内得二不足，此其不表不里，亦死证明矣。

【注释】

①溲：大小便，这里特指小便。

【译文】

问道：有患癃病，一天要解数十次小便，这是正气不足的现象。同时又有身热如炭火，咽喉与胸膺之间有格塞不通的感觉，人迎脉躁动急数，呼吸喘促，肺气上逆，这又是邪气有余的现象。寸口脉微细如头发，这也是正气不足的表现，这种病的原因究竟在哪里？叫什么病呢？答道：此病是太阴脾脏不足，热邪炽盛在胃，症状却偏重在肺，病的名字叫"厥"，属于不能治的死症，这就是所谓"五有余、二不足"的证候。问道：什么叫"五有余、二不足"呢？答道：所谓"五有余"就是身热如炭，喘息，气逆等五种病气有余的症状，所谓"二不足"，就是癃一日数十溲，脉微细如发两种正气不足证候。现在患者外见五有余，内见二不足，这种病既不能依有余而攻其表，又不能从不足而补其里，所以说是必死无疑了。

【原文】

狐疝，惊悸少气，巨阙主之。

阴疝引睾，阴交主之。

少腹满，溺难，阴下纵，横骨主之。

少腹疝，卧善惊，气海主之。

暴疝痛，少腹大热，关元主之。

阴疝，气疝，天枢主之。

㿗疝，大巨及地机、中郄主之。

【译文】

狐疝，惊悸不宁，呼吸少气，应取任脉的巨阙主治。

阴疝，牵引睾丸作痛，应取任脉的阴交主治。

少腹胀满，小便困难，阴器弛纵，应取足少阴经的横骨穴主治。

少腹疝痛，睡卧则时常惊恐，应取任脉的气海穴主治。

暴发疝病疼痛，少腹部有热灼感觉，应取任脉的关元穴主治。

阴疝和气疝，应取足阳明经的天枢穴主治。

㿗疝，应取足阳明经的大巨、足太阴经的地机、足厥阴经的中郄三穴主治。

【原文】

阴疝，痿，茎中痛，两丸骞痛，不可仰卧，刺气冲。

阴疝，冲门主之。

男子阴疝，两丸上下，小腹痛，五枢主之。

阴股内痛，气逆，狐疝走上下，引少腹痛，不可俯仰，商丘主之。

狐疝，太冲主之。

阴跳遗溺，小便难而痛，阴上入腹中，寒疝阴挺①出，偏大肿，腹脐痛，腹中悒悒不乐，大敦主之。

【注释】

①阴挺：妇女阴户中有物挺出，即今所谓子宫脱垂。

【译文】

阴疝阴痿，阴茎中痛，睾丸上缩，疼痛，以致不能仰卧，应取足阳明经的气冲主治。

阴疝，应取足太阴、厥阴之会冲门穴主治。

男子阴疝，睾丸时上时下，牵引小腹痛，应取足少阳经的五枢穴主治。

大腿内侧疼痛，气逆于内，狐疝时上时下，牵引少腹痛，身体不能俯仰，应取足太阴经的商丘穴主治。

狐疝，应取足厥阴经的原穴太冲主治。

睾丸上缩而遗尿不禁，小便难出而阴茎中疼痛，阴上缩入腹中，寒疝或阴挺出，睾丸偏大而肿，脐腹结痛，以及腹中不舒适，应取足厥阴经的井穴大敦主治。

【原文】

腹痛上抢心，心下满，癃，茎中痛，怒瞋不欲视，泣出，长太息，行间主之。

㿉疝，阴暴痛，中封主之（《千金》云：㿉疝，阴暴痛，痿厥身体不仁）。

疝，癃，脐少腹引痛腰中痛，中封主之。

气癃，小便黄，气满塞，虚则遗溺，身时寒热，吐逆，溺难腹满，石门主之。

气癃㿉疝，阴急，股枢腨内廉痛，交信主之。

【译文】

腹痛，气上冲心，心下胀满，小便不利，阴茎中痛，发怒瞪目而不愿视物，目流泪，长声叹息，应取足厥阴经的荥穴行间主之。

㿉疝而睾丸剧痛，应取足厥阴经的中封穴主治。

疝病，小便不利，脐和少腹牵引疼痛，腰中也痛，应取足厥阴经的中封穴主治。

气化不行，而致小便淋漓色黄，少腹气满，气虚则遗尿，身发寒热，呕吐气逆，排尿困难而少腹胀满，应取任脉的石门穴主治。

气癃与㿉疝，而致阴器拘急，股枢，腿肚内侧疼痛，应取阳蹻脉的交信穴主治。

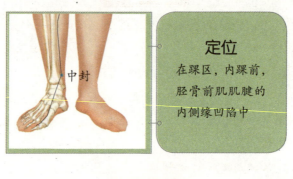

定位
在踝区，内踝前，胫骨前肌肌腱的内侧缘凹陷中

【原文】

阴跷腰痛，实则挺长，寒热，挛，阴暴痛，遗溺，偏大，虚则暴痒，气逆肿睾，卒疝，小便不利如癃状，数噫恐悸，气不足，腹中悒悒，少腹痛，嗌中有热如有息肉状，如著欲出，背挛不可俯仰，蠡沟主之。

丈夫㿉疝，阴跷痛引篡中不得溺，腹中支，胁下楢满，闭癃阴痿，后时泄，四肢不收，实则身热头痛，汗不出，目䀮䀮然无所见，怒欲杀人，暴痛引髌下节，时有热气，筋挛膝痛不可屈伸，狂如新发，衄，不食，喘呼，少腹痛引嗌，足厥痛，曲泉主之。

【译文】

阴器上缩腰痛，热邪盛实则阴器挺长，或身发寒热，筋脉拘挛，阴部剧痛，遗尿，睾丸偏大，经气虚则阴部奇痒，气逆，或睾丸肿，突然疝痛，小便不利如癃闭，或嗳气频数，恐惧心悸，气虚不足，腹中不舒适，少腹疼痛，咽喉结热，如生有息肉，像要出来一样，腰背拘挛不能俯仰，应取足厥阴经的蠡沟主治。

男子患㿗疝，阴器上缩，痛掣于会阴部，不能小便，腹部和胁下支撑胀满，小便不通或不利，阴痿，时常腹泻，四肢弛缓无力，如果邪实就会身体发热头痛，不出汗，眼睛视物不清，或大怒时想要杀人，或突然阴部疼痛牵连腰部下节，时常有热灼感，筋脉拘挛，膝关节痛，不能屈伸，或如新发狂症，鼻出血，不进饮食，气喘而呼叫，少腹痛牵引咽喉，足冷痛，应取足少阴的井穴曲泉主治。

【原文】

癃疝，然谷主之。

卒疝少腹痛，照海主之。病在左取右，右取左，立已。

阴暴起，疝，照海主之（《千金》云四肢淫泺身闷）。

疝，至阴主之。

遗溺，关门及神门、委中主之。

胸满膨膨然，实则闭癃，腋下肿；虚则遗溺，脚急兢兢然，筋急痛，不得大小便，腰痛引腹不得俯仰，委阳主之。

【译文】

小便淋漓，点滴而出，兼见疝痛，应取足少阴经的荥穴然谷主治。

突发疝病，少腹疼痛，应取阴跷脉的照海穴主治。左侧疼痛刺右侧的照海穴，右侧疼痛刺左侧的照海穴，刺后病可立愈。

阴部突然发生疝病，应取阴跷脉的照海穴主治。

一切疝病，都可取足太阳经的井穴至阴主治。

遗尿，应取足太阳经的关门穴、手少阴经的神门穴及足太阳经的合穴委中主治。

胸中膨膨然胀满，如果是实邪就会发生小便不通，腋下肿痛；如果是正气虚就会出现遗尿，脚拘急不安，筋脉拘急疼痛，不能大小便，腰痛牵引腹部，不能俯仰，应取足太阳经的委阳穴主治。

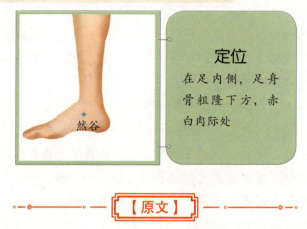

定位

在足内侧，足舟骨粗隆下方，赤白肉际处

【原文】

癃，中髎主之。

气癃溺黄，关元及阴陵泉主之（《千金》云：寒热不节肾病不可以俯仰）。

气癃，小便黄，气满，虚则遗溺，石门主之。

癃，遗溺，鼠鼷痛，小便难而白，箕门主之。

小便难，窍中①热，实则腹皮痛，虚则痒搔，会阴主之。

【注释】

①窍中：指尿道。

【译文】

小便淋漓、点滴而出，应取足太阳经的中髎穴主治。

气癃，小便发黄，应取任脉的关元穴及足太阴经的合穴阴陵泉主治。

气癃，小便发黄，气章胀满，正气虚则遗尿，应取任脉的石门穴主治。

小便不利或遗尿不禁，腹股沟部位疼痛，小便困难而色白，应取足厥阴经的箕门穴主治。

小便困难，尿道中有热感，如果邪气实就会发生腹皮疼痛，经气虚就会出现腹皮瘙痒，应取任脉的会阴穴主治。

【原文】

小肠有热，溺赤黄，中脘主之。

溺黄，下廉主之。

小便黄赤，完骨主之。

小便黄，肠鸣相追逐，上廉主之。

劳瘅[①]，小便赤难，前谷主之。

【注释】

①劳瘅：因劳伤元气而湿热内蕴发黄者称劳瘅。《肘后方》卷4云："瘅病有五种：谓黄瘅、谷瘅、酒瘅、女瘅、劳瘅也。""女劳瘅者，身目皆黄，发热恶寒，小腹满急，小便难，由大劳大热交，交接后入水所致。"

【译文】

小肠有热，以致小便色赤黄，应取任脉的中脘穴主治。

小便色黄，应取小肠下合穴下廉主治。

小便色黄而赤，应取足太阳、足少阳之会完骨穴主治。

小便色黄，并有水气上下相追逐而肠鸣，应取大肠下合穴上廉穴主治。

因劳伤而发黄瘅，小便色赤而涩难，应取足太阳经的荥穴前谷主治。

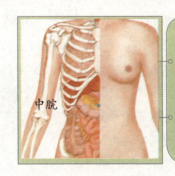

定位

在上腹部，脐中上4寸，前正中线上

12 足太阳脉动发下部痔脱肛

【原文】

痔痛，攒竹主之。

痔，会阴主之，凡痔与阴相通者死，阴中诸病，前后相引痛，不得大小便，皆主之。

痔，骨蚀，商丘主之。

痔，篡痛，飞扬、委中及扶承主之。

痔，篡痛，承筋主之。

脱肛下，刺气冲。

【译文】

痔疮疼痛，应取足太阳经的攒竹穴主治。

痔疮，应取任脉别络会阴主穴主治，凡一切痔病与前阴相通的，属死证，一切二阴病，凡前后相互牵引疼痛，大小便不通的，都可以取会阴穴主治。

痔疮，骨蚀病，应取足太阴经的商丘穴主治。

痔疮，二阴之间疼痛，应取足太阳经的飞扬、委中及扶承三穴主治。

痔疮，二阴之间疼痛，应取足太阳经的承筋穴主治。

肛门脱出泄利，应取足阳明经的气冲穴主治。

13 胸中寒发脉代

【原文】

脉代不至寸口，四逆，脉鼓①不通，云门主之。

胸中寒，脉代时不至，上重下轻，足不能安地，少腹胀，上抢心，胸胁榰满，咳唾有血，然谷主之。

【注释】

①脉鼓：指脉的搏动。鼓，凸起，胀大之意。

【译文】

寸口脉代不至，四肢厥冷，脉的搏动不畅，这是因为心中有寒，使阳气内郁不能外达所致，肺居胸中朝百脉而主诸气，应取手太阴经的云门穴主治。

胸中有寒，阳气不振，出现脉代不至，头重脚轻，两足站立不稳，少腹胀满，气上冲心，胸胁支撑胀满，咳嗽而痰中带血，应取足少阴经的荥穴然谷主治。

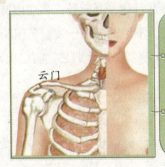

定位

在胸部，锁骨下窝凹陷中，肩胛骨喙突内缘，前正中线旁开6寸

14 阳厥大惊发狂痫

【原文】

黄帝问曰：人生而病癫疾者，安所得之？岐伯对曰：此得之在腹中时，其母有所数大惊，气上而不下，精气并居①，故令子发为癫疾。

【注释】

①精气并居：惊则气乱，气乱则精亦随之而不能下养胎儿，同"精气并居"。

【译文】

黄帝问道：人出生以后就患有癫痫病的，是怎样得的呢？岐伯答道：这种病是胎儿在母腹中得的，由于其母曾受到很大的惊恐，气逆于上而不下，精也随而上逆，精气并聚不散，影响及胎儿，故其子生下来就患癫痫病。

【原文】

病在诸阳脉，且寒且热，诸分且寒且热，名曰狂，刺之虚脉，视分尽热，病已止。病初发岁一发，不治月一发，不治四五日一发，名曰癫疾。刺诸分，其脉尤寒者（《素问》云诸脉诸分其无寒者，以针调之，病已止），以针补之。

【译文】

病在手足三阳经脉，出现或寒或热的症状，同时各分肉之间也有或寒或热的感觉，这叫狂病。针刺用泻法，使阳脉的邪气外泄，观察各处分肉，若全部出现热感，说明病已痊愈，应该停止针刺。有一种病，初起每年发作一次，若不治疗，则变为每月发作一次；若仍不治疗，则每月发作四五次，这名叫癫病。治疗时应针刺分肉经脉有明显寒冷感觉的部位，用补法。

【原文】

问曰：有病狂怒者，此病安生？对曰：生于阳也。问曰：阳何以使人狂也？对曰：阳气者，因暴折而难决，故善怒，病名曰阳厥①。问曰：何以知之？对曰：阳明者常动，太阳少阳不动。不动而动大疾，此其候也。问曰：治之奈何？对曰：衰（《素问》作夺）其食即已。夫食入于阴，气长于阳，故夺其食即已。使人服以生铁落②，为后饭。夫生铁落者，下气疾也。

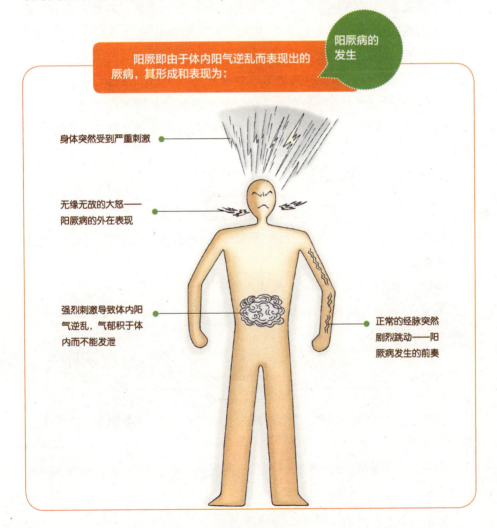

【注释】

①阳厥：阳气被折郁不散，患者多怒，亦曾因暴折而心不舒畅。这些均由阳逆躁极所生，故曰阳厥。

②生铁落：为煅铁时砧上打落之铁屑，可治肝郁畏怯、暴怒发狂。

【译文】

问道：有患怒狂病的，这种病是怎样发生的呢？答道：病发于阳分。问道：阳分受病，为什么能使人发狂呢？答道：因为阳气受到突然强烈的刺激，郁而不畅，气厥而上逆，因而使人善怒发狂，由于此病为阳气厥逆所生，故名"阳厥"。问道：怎样知道是阳气受病呢？答道：正常情况下，阳明经上某些部位跳动明显而太阳、少阳经脉跳动不明显，应该跳动不明显的经脉，突然跳动得特别厉害，这就是阳厥病即将发生的征兆。问道：如何治疗呢？答道：患者禁止饮食就可以好了。因为饮食经过脾的运化，能够助长阳气，所以禁止患者的饮食，使过盛的阳气得以衰少，病就可以痊愈。同时，再给以生铁落煎水服之，因为生铁落有降气开结的作用。

【原文】

癫疾，脉搏大滑，久自已；脉小坚急，死不治（一作脉沉小急实，死不治，小牢急可治）。

癫疾，脉虚可治，实则死。厥成为癫疾。

贯疽（《素问》作黄疸），暴病厥，癫疾，狂，久逆之所生也。五脏不平，六腑闭塞之所生也。

【译文】

癫病，脉来搏而大滑，其病慢慢地会自己痊愈；要是脉象小而坚急，是不治的死证。

癫病，脉虚的可治，脉实的主死。厥逆之气，上而不下，则上实而下虚，可以令人猝然扑倒，成为癫病。

卒患贯疽、厥病、癫病、狂病、气逆等，是经络气机持续上逆形成的；五脏气机不和，是六腑闭塞形成的，水谷精气不能养脏所发生的。

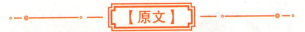
【原文】

癫疾始生，先不乐，头重痛，直视举目赤①，其作极已而烦心，候之于颜②，取手太阳、阳明、太阴，血变而止【癫疾始发而反强，因而脊痛，候之足太阳、阳明、太阴、手太阳，血变而止。（癫疾始作，而引口啼呼喘悸者，候之手阳明、太阳，左强者攻其右（一本作左），右强者攻其左（一本作右），血变而止】。治癫疾者，常与之居，察其所当取之处，病至，视之有过者，即泻之，置其血于瓠壶③之中，至其发时，血独动矣；不动，灸穷骨二十壮。穷骨者，尾骶也。

骨癫疾者，颔齿诸腧分肉皆满，而骨倨④强直，汗出烦闷，呕多涎沫，气下泄，不治。脉癫疾者，暴仆，四肢之脉皆胀而纵，脉满，尽刺之出血，不满，灸之夹项太阳⑤，又灸带脉于腰相去三寸，诸分肉本腧，呕多涎沫，气下泄，不治。筋癫疾者，身卷挛急，脉大，刺项大经之大杼，呕多涎沫，气下泄，不治。

狂之始生，先自悲也，善忘善怒善恐者，得之忧饥，治之先取手太阴、阳明，血变而止，及取足太阴、阳明。狂始发，少卧不饥，自高贤也，自辨智也，自尊贵也，善骂詈，日夜不休，治之取手阳明、太阳、太阴、舌下少阴，视脉之盛者，皆取之，不盛者释之。狂，善惊善笑，好歌乐，妄行不休者，得之大恐，治之取手阳明、太阳、太阴。狂，目妄见，耳妄闻，善呼者，少气之所生也，治之取手太阳、太阴、阳明、足太阳及头两颔。狂，多食，善见鬼神，善笑而不发于外者，得之有所大喜，治之取足太阴、阳明，太阳，后取手太阴、阳明、太阳。狂而新发，未应如此者，先取曲泉左右动脉及盛者，见血立顷已，不已以法取之，灸骶骨二十壮（骶骨者，尾屈也）。

【注释】

①举目赤：眼上视红赤。
②候之于颜：颜，指天庭。即要观察天庭的变化。
③瓠壶：指葫芦。

④倨：直的意思。

⑤夹项太阳：足太阳经夹项的天柱穴。

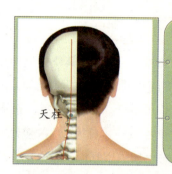

定位

在颈后区，横平第2颈椎棘突上际，斜方肌外缘凹陷中。

【译文】

　　癫病开始发作时，患者先是感觉精神抑郁，闷闷不乐，并觉头部沉重疼痛，双眼直视，眼睛发红，而在严重发作时就会心中烦乱，诊断的时候，可以通过观察其天庭部位的色泽来判断其病是否将要发作，治疗这一类型的癫病时应取手太阳经、手阳明经和手太阴经的穴位，针刺将其恶血泄出，等到其血色由紫暗转变为正常以后停针。癫病发作的时候口角歪斜、啼哭、呼叫、气喘、心悸等症状随即出现，此时应取手阳明经和手太阳经的穴位进行治疗，采用缪刺法，根据其牵引的方向，向左侧牵引时就在右侧经脉的穴位上施针，向右侧牵引时就在左侧经脉的穴位上施针，针刺出血，直到血色变正常之后才能停针。等到血色变得正常之后才能停针。要想很好地治疗癫病，需要医生常与患者住在一起，观察其发病过程中的情况和变化，根据其症状的特点，判断出病邪的部位，并断定发病时应该取何经穴治疗，当病发作时，取邪气最盛的经脉，选适当的穴位用泻法针刺，并将血放在一个葫芦里，等到这个患者再次发病时，这个葫芦中的血就会自己动起来，如果不动，便灸穷骨二十壮，穷骨就是骶骨，这样可以取得较好的治疗效果。

　　病已经深入骨中的癫病，在腰、齿的各俞穴及分肉之间，因邪气壅滞而胀满，骨骼强直，出汗，胸中烦闷，要是呕吐出大量的涎沫，气泄于下，病多难治。病深入到脉的癫病，表现为突然仆倒，四肢经脉都满胀而弛缓，要是经脉胀满的，就用针刺放血，使恶血全部流出；要是经脉不满,可以灸刺颈项两侧的足太阳经,并灸距腰三寸的带脉穴,而这两个部位经脉上的分肉和俞穴,也都是可以酌情取用的。如果呕吐大量涎沫,气泄于下,就是无法治愈的死证。病深入到筋的癫病,身体弯曲不伸,筋脉拘挛抽搐,脉大,治疗时可以用针刺颈项部的足太阳经的大杼穴的方法,要是呕吐大量涎沫,气泄于下,病多难治。

狂病刚刚发生的时候,一开始表现为情绪低落,悲伤,健忘,容易发怒,常常感到恐惧,这种病大多是由过度的忧伤和饥饿引起的,治疗时应针刺手太阴经、手阳明经的俞穴,用针刺以泄去邪血,直到血色变为正常以后才能止针,还可以针刺足太阴经和足阳明经的穴位加以配合治疗。狂病开始发作的时候,表现为病入睡眠很少,不感到饥饿,自以为是十分贤德的圣人,是最聪明的人,以为自己极其尊贵,并且常常谩骂不休,日夜吵闹不停,治疗时应针刺手阳明经、手太阳经、手太阴经、舌下和手少阴经的俞穴,根据具体病情,以上各条中,凡是经脉气血充盛的,就可以点刺出血,不充盛的,就不能放血。患狂病的人,表现为言语狂妄,容易受惊,爱笑,喜欢高声歌唱,行为狂妄没有休止,其患病原因一般是受到了极大的惊吓,治疗的时候应该针刺手阳明经、手太阳经和手太阴经的穴位。虚证者,表现为两眼总是看见异物,两耳总是听到异常的声音,时常呼叫,这是由于神气衰少所造成的,治疗的时候应取手太阳经、手太阴经、手阳明经、足太阴经及头部和两腮的穴位。患狂病的人食量特别大,经常像见了鬼神一样,常笑但是不发出笑声,这是由于过度欢喜伤及心神所造成的,治疗的时候应取足太阴经、足太阳经、足阳明经的穴位,配以手太阴经、手太阳经和手阳明经的穴位。狂病患者在刚刚患病,还没有见到以上诸种症状时,治疗应先取足厥阴经的左右曲泉穴两侧的动脉,邪气盛的经脉就用放血疗法,病可很快痊愈,如果仍然不好,就依照前述的治法取穴针刺,并灸骶骨二十壮。

【原文】

癫疾呕沫,神庭及兑端、承浆主之;其不呕沫,本神及百会、后顶、玉枕、天冲、大杼、曲骨、尺泽、阳溪、外丘、当上脘旁五分通谷、金门、承筋、合阳主之。

癫疾,上星主之,先取譩譆,后取天牖、风池。

癫疾呕沫，暂起僵仆，恶见风寒，面赤肿，囟会主之。
癫疾瘛疭，狂走，颈项痛，后顶主之。
癫疾狂走，瘛疭摇头，口㖞，戾颈强①，强间主之。
癫疾，骨酸，眩，狂，瘛疭，口噤（《千金》作喉噤），羊鸣，刺脑户。
狂易，多言不休，及狂走欲自杀，目反见，刺风府。

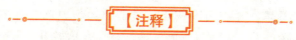

①戾颈强：颈项扭曲发硬。

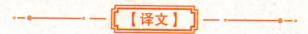

癫疾而有呕吐涎沫的，应取督脉神庭及兑端穴、任脉承浆穴主治；癫疾发作时，如果不呕吐涎沫，可取胆经的本神、天冲、外丘以解郁，取百会、后顶以清脑，玉枕、大杼、金门、承筋、合阳以通阳而柔筋，尺泽、阳溪以调肺，通谷、曲骨以降冲任之气。

癫疾，应取督脉上星穴主治，针刺时先取譩譆穴，后取天牖和风池穴。

癫疾呕沫，刚起来便僵直而仆倒，恶风寒，面赤而肿，应取督脉囟会穴主治。

癫疾经脉抽搐，狂走，颈项痛，应取督脉后顶穴主治。

癫疾，狂走乱跑，抽搐摇头，口歪斜，颈项扭曲发硬，应取督脉强间穴主治。

癫疾，骨节酸软无力，眩晕，发狂，抽搐，口噤，呼声如羊鸣，应取督脉足太阳之会脑户穴主治。

狂痴而多言不休，狂走乱跑且欲自杀，以及双目妄见怪异，应取督脉阳维之会风府穴主治。

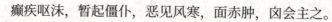

癫疾僵仆，目妄见，恍惚不乐，狂走，瘛疭，络却主之。
癫疾大瘦，脑空主之。
癫疾僵仆，狂易，完骨及风池主之。
癫疾互引，天柱主之。

癫疾，怒欲杀人，身柱主之（《千金》又云瘈疭身热狂走，谵语见鬼）。

狂走癫疾，脊急强，目转上插，筋缩主之。

癫疾发如狂者，面皮厚敦敦，不治；虚则头重洞泄，淋癃，大小便难，腰尻重，难起居，长强主之。

癫疾，憎风时振寒，不得言，得寒益甚，身热狂走欲自杀，目反妄见，瘈疭，泣出，死不知人，肺俞主之。

癫疾，膈俞及肝俞主之。

癫疾互引，水沟及龈交主之。

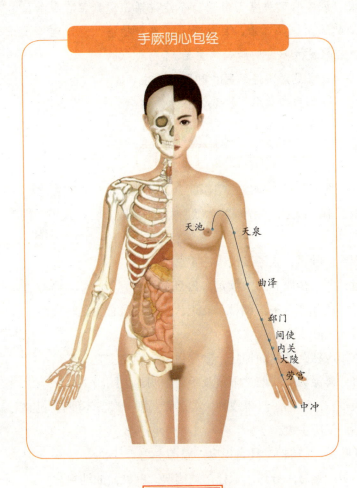

手厥阴心包经

【译文】

癫疾僵仆，双目妄见，精神恍惚不乐，狂走乱跑，筋脉抽搐，应取足太阳经的络却穴主治。

癫疾而身体极度消瘦的，应取足少阳、阳维之会穴脑空主治。

癫疾僵仆，或狂痴病，应取足少阳经的完骨及风池穴主治。

癫疾发作时，肢体相互掣引的，应取足太阳经的天柱穴主治。

癫疾，发怒想要杀人，应取督脉身柱穴主治。

狂走癫疾，脊柱强急，目反转上识的，应取督脉筋缩穴主治。

癫疾发作如狂病的患者，如果面部皮肤很厚，是邪深病重，不易治疗；如果正气虚则头觉沉重，大便洞泄，小便淋漓不通，或大小便难，腰尻沉重，难以起居坐卧，应取督脉别络长强穴主治。

癫疾恶风，有时畏寒而战栗，不能说话，遇到寒冷更加厉害，周身发热而狂走乱跑，想要自杀，目反妄见，筋脉抽搐，流眼泪，或如死状而不知人事，应取足太阳经的肺俞穴主治。

癫疾，应取足太阳经的膈俞和肝俞穴主治。

癫疾，肢体互相掣引，应取督脉水沟和龈交穴主治。

【原文】

惊狂，瘛疭眩仆，癫疾，喑不能言，羊鸣沫出，听宫主之。

癫疾互引，口喎，喘悸者，大迎主之，及取阳明、太阴，候手足变血而止。

狂癫疾，吐舌，太乙及滑肉门主之。

太息善悲，少腹有热，欲走，日月主之。

狂易，鱼际及合谷、腕骨、支正、小海、昆仑主之。

狂言，大陵主之。

心悬如饥状，善悲而惊狂，面赤目黄，间使主之。

狂言，喜笑见鬼，取之阳溪及手足阳明、太阴。

癫疾多言，耳鸣，口僻颊肿，实则聋，龋，喉痹不能言，齿痛，鼻鼽衄，虚则痹鬲，偏历主之。

癫疾吐舌，鼓颔①，狂言见鬼，温溜主之。

目不明，腕急，身热，惊狂，躄痿痹，瘛疭，曲池主之。

癫疾吐舌，曲池主之。

狂疾，液门主之，又侠溪、丘墟、光明主之。

狂，互引，头痛耳鸣，目痛，中渚主之。

热病汗不出，互引，颈嗌外肿，肩臂酸重，胁腋急痛，四肢不举，瘈疭，项不可顾，支沟主之。

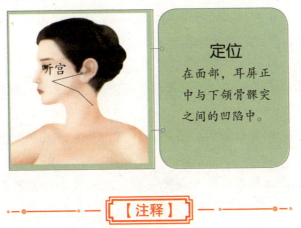

定位
在面部，耳屏正中与下颌骨髁突之间的凹陷中。

【注释】

①颔：指下巴。此处意为腮部。

【译文】

惊狂，发狂而筋脉抽引，头晕仆倒，癫疾发作，失音不能言，如羊鸣而口吐涎沫，应取手足少阳、手太阳之会穴听宫主治。

癫疾发作时肢体相互牵引，口㖞而气喘心悸的，应取足阳明经的大迎穴主治，又取手阳明（偏历、温溜）、手太阴（太渊、列缺），泻去邪血，待至手足的血色转常而止针。

狂癫疾，吐舌口外而不收，应取足阳明经太乙和滑肉门穴主治。

时常太息悲伤，少腹感觉有热，常欲外出行走，应取胆募日月穴主治。

狂痫病，应取鱼际、合谷、腕骨、支正、小海、昆仑等穴主治。

狂言，应取手厥阴经的腧穴大陵穴主治。

心中悬空感觉象饥饿一样，好悲哀而发惊狂，面赤目黄，应取手厥阴之经穴间使主治。

狂言乱笑，眼见怪异之物，应取手阳明经经穴阳溪及手、足阳明的荥腧穴和手、太阴之腧穴主治。

癫疾发作时，多言耳鸣，口㖞颊肿，邪气盛实的，则耳聋，喉痹不能说话，龋齿痛，鼻流涕或衄血，正气虚的，则膈间痹阻不畅，应取手阳明别络偏历穴主治。

癫疾，舌出不收，下巴颤动，或狂言乱语，目视怪异，应取手阳明荥穴温溜主治。

目视不明，手腕拘急，周身发热，惊恐发狂，两足痿躄不能行走，并觉麻木沉重，应取手阳明经合穴曲池主治。

癫疾吐舌不收，取手阳明经合穴曲池主治。

狂病，应取手少阳荥穴液门主治，足少阳荥穴侠溪、原穴丘墟、络穴光明，也可主治。

狂疾，发作时筋脉互引，头痛，耳鸣，目痛，应取手少阳腧穴中渚主治。

热病不出汗，引起颈嗌外部肿，肩臂酸沉无力，胁腋胀痛，四肢不举，皮肤生痂疥，项强不能回顾，应取手少阳经经穴支沟穴主治。

【原文】

癫疾，吐舌沫出，羊鸣，戾颈，天井主之。

热病汗不出，狂，互引，癫疾，前谷主之。

狂，互引，癫疾数发，后溪主之。

狂，癫疾，阳谷及筑宾、通谷主之。

癫疾，狂，多食，善笑不发于外，烦心，渴，商丘主之。

癫疾，短气，呕血，胸背痛，行间主之。

痿厥，癫疾，洞泄，然谷主之。

狂仆，温溜主之。

狂癫，阴谷主之。

癫疾发寒热，欠，烦满，悲，泣出，解溪主之。

狂，妄走，善欠，巨虚上廉主之。

狂，易见鬼与火，解溪主之。

癫狂互引，僵仆，申脉主之，先取阴跷，后取京骨、头上五行。目反上视，若赤痛从内眦始，复下半寸各三痏，左取右，右取左。

寒厥癫疾，噤龂瘛疭，惊狂，阳交主之。

癫疾，狂，妄行，振寒，京骨主之。

身痛，狂，善行，癫疾，束骨主之。

【译文】

癫疾发作时,吐舌口外而流涎沫,声如羊鸣而颈扭弯曲,应取手少阳经合穴天井主治。

热病不出汗,因而引起狂病与癫病交替发作的,应取手太阳荥穴前谷主治。

狂病而引起癫疾频繁发作的,可取手太阳的腧穴后溪主治。

狂病和癫疾,应取手太阳经的阳谷、足少阴经的筑宾、足太阳经的通谷穴主治。

癫疾发狂,多食,好笑而不露于人前,心烦口渴,应取足太阴经原穴商丘主治。

癫疾而短气、呕血、胸背痛的,应取足厥阴经荥穴行间主治。

痿厥兼发癫疾,大便稀溏,应取足少阴经荥穴然谷穴主治。

狂疾仆倒,应取手阳明经温溜穴主治。

狂癫病,应取足少阴经合穴阴谷主治。

癫疾,身发寒热,呵欠,心中烦闷,悲伤流泪,应取足阳明经经穴解溪主治。

狂病,乱跑而好呵欠,应取足阳明经巨虚上廉主治。

狂痴病,眼见怪异和火焰,应取足阳明经经穴解溪穴主治。

癫和狂两病交互发作,以致僵直仆倒,应取阳跷脉之申脉主治,但必须先取阴跷的照海穴,再取足太阳经原穴京骨及头上五行的穴位。如果两眼反折上视,或目红肿疼痛从内眦开始,应取外踝下半寸各之申脉各刺三针,如果左眼有病则刺右侧穴位,如果右眼有病则刺左侧穴位。

寒厥兼发癫疾,症见口噤切齿,筋脉抽搐,惊恐发狂等,应取阳维之荥穴阳交主治。

癫疾,发狂,妄行,恶寒战栗的,应取足太阳经原穴京骨主治。

身痛,发狂,善行走,或发癫疾,应取足太阳之腧穴束骨主治。

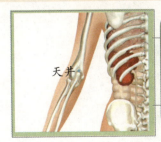

天井

定位
在肘后区,肘尖上1寸凹陷中

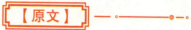

【原文】

癫疾僵仆，转筋，仆参主之。

癫疾，目䀮䀮，鼽衄，昆仑主之。

癫狂疾，体痛，飞扬主之。

癫疾反折，委中主之。

凡好太息，不嗜食，多寒热汗出，病至则善呕，呕已乃衰，即取公孙及井俞。实则肠中切痛，厥头面肿起，烦心，狂，多饮不嗜卧，虚则鼓胀，腹中气大满，热痛不嗜食，霍乱，公孙主之。

【译文】

癫疾发作僵仆，转筋，应取足太阳、阳跷之会仆参穴主治。

癫疾，视物不清，鼻流涕或鼻出血，应取足太阳经的经穴昆仑主治。

癫疾或狂病，身体疼痛，应取足太阳之别络飞扬穴主治。

癫疾而脊强反折，应取足太阳经合穴委中主治。

凡患者好叹息，不嗜食，身发寒热而出汗，病发作时就呕吐，吐后病即减轻，应取足太阴别络公孙及井穴隐白主治。如果邪气实，则肠中剧痛，厥气上逆，头面浮肿，烦心，狂妄，多饮，不欲安卧，如果正气虚，则腹中气胀满，热痛而不欲饮食，或为霍乱吐泻，应取公孙穴主治。

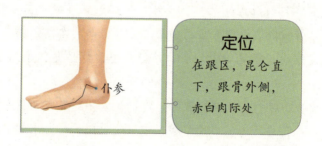

定位

在跟区，昆仑直下，跟骨外侧，赤白肉际处

15 阳脉下坠阴脉上争发尸厥

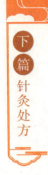

【原文】

尸厥,死不知人,脉动如故,隐白及大敦主之。
恍惚尸厥,头痛,中极及仆参主之。
尸厥暴死,金门主之。

【译文】

尸厥,突然昏倒如死不省人事,而脉的搏动和平常一样,这是由于阳脉之气突然下降,阴脉之气突然上逆所致,应取足太阴之井穴隐白及足厥阴之井穴大敦主治。

神志恍惚不清而猝发尸厥,头痛,应取足三阴、任脉之会中极及阳跷之本仆参主治。

尸厥突然如死,当取足太阳之荥穴金门主治。

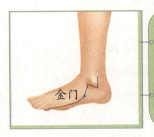

定位
在足背,外踝前缘直下,第5跖骨粗隆后方,骰骨下缘凹陷中

16 气乱于肠胃发霍乱吐下

【原文】

霍乱①,刺俞旁五,足阳明及上旁三。

【注释】

①霍乱:病名。《诸病源候论·霍乱病诸候》:"霍乱者,由人温凉不调,阴阳清浊二气有相干乱之时,其乱在于肠胃之间者,因遇饮食而变,发则心腹绞痛……言其病挥霍之间,便致缭乱也。"

【译文】

本节所言刺法,原文不可解,仅录于前,以供参考。

【原文】

呕吐烦满,魄户主之。
阳逆霍乱,刺人迎,入四分,不幸杀人。
霍乱,泄出不自知,先取太溪,后取太仓之原①。
霍乱,巨阙、关冲、支沟、公孙、解溪主之(《千金》又取阴陵泉)。
霍乱泄注,期门主之。
厥逆霍乱,府舍主之。
胃逆霍乱,鱼际主之。
霍乱逆气,鱼际及太白主之。
霍乱,遗矢失气,三里主之。

暴霍乱，仆参主之。

霍乱转筋，金门、仆参、承山、承筋主之。

霍乱，胫痹不仁，承筋主之（《千金》云主瘈疭脚酸）。

转筋于阳理其阳，转筋于阴理其阴，皆卒刺之。

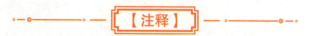

①太仓之原：太仓，胃府也。《灵枢·胀论》云："胃者，太仓也。"太仓之原，即胃经的原穴冲阳穴。取之可补后天之气。

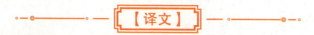

呕吐而兼烦乱满闷，应取足太阳经的魄户穴主治。

阳邪上逆而成的霍乱病，应刺人迎穴，直刺四分深，但在针刺时要避开动脉，如果误刺伤动脉，就会造成死亡。

霍乱，大便泄出而自己不知道的，是阳气虚脱不能固摄的现象，应先取肾之原穴太溪，以固先天元阳，后取胃经的原穴冲阳以补后天谷气。

霍乱吐泻，应取任脉巨阙及手少阳经关冲、支沟，足太阴经公孙，足阳明经解溪主治。

霍乱而暴泻不止，应取肝募期门穴主治。

厥气上逆而致的霍乱病，应取足太阴荥穴府舍主治。

胃气上逆而致的霍乱病，应取手太阴的荥穴鱼际主治。

霍乱而有气上逆的，应取手太阴经荥穴鱼际及足太阴经腧穴太白主治。

霍乱，如果大便失禁和放屁的，应取足阳明合穴三里主治。

急性发作的霍乱，应取足太阳经仆参穴主治。

霍乱而至转筋的，应取足太阳经的金门、仆参、承山、承筋等穴主治。

霍乱，如果小腿麻木不仁，应取足太阳经的承筋穴主治。

转筋在四肢外侧的，当调理三阳的经脉；转筋在四肢内侧的，当调理三阴的经脉，因转筋病多系突然而发，故针刺亦应不拘时日，随病随刺。

第17章 足太阴厥脉病发溏泄下痢

【原文】

春伤于风,夏生飧泄①,肠澼②。久风为飧泄。飧泄而脉小,手足寒者难已;飧泄而脉小,手足温者易已。

【注释】

①飧泄:病名。临床表现有大便泄泻清稀,并有不消化的食物残渣(完谷不化),肠鸣腹痛,脉弦缓等。

②肠澼:指病邪瓣积于肠中,即指今天所说的痢疾。

【译文】

人在春天伤于风邪,不即刻发病,到了夏天就会发生泄泻、痢疾之类的疾病。感受风邪,日久不愈,与肝气内合而乘胃,也可发生完谷不化的泄泻病。飧泄而脉小,手足寒冷,病难治愈;飧泄而脉小,手足却是温暖的,这样的泄泻就容易治疗。

【原文】

黄帝问曰:肠澼便血何如?岐伯对曰:身热则死,寒则生。问曰:肠澼下白沫何如?对曰:脉沉则生,浮则死。问曰:肠澼下脓血何如?对曰:悬绝则死,滑大则生。问曰:肠澼之属,身不热,脉不悬绝,何如?对曰:脉滑大皆生,悬涩皆死,以脏期之①。

【注释】

①以脏期之：指以五脏相克之日来定死期。

【译文】

问道：痢疾便血是怎样诊断生死的？岐伯答道：如果痢疾兼身发热的，则死，身寒不发热的，则生。问道：痢疾而下白沫的变化怎样？答道：脉沉则生，脉浮则死。问道：痢疾而下脓血怎样呢？答道：脉悬绝者无胃气的主死，滑大有胃气的主生。问道：痢疾病，身不发热，脉搏也不悬绝，预后如何？答道：脉搏滑大者生，脉搏悬涩者死，五脏病各以相克的时日而预测死期。

【原文】

飧泄补三阴交上，补阴陵泉，皆久留之，热行乃止。

病泄下血，取曲泉。

五脏肠中有寒，泄注，肠澼便血，会阳主之。

肠鸣澼泄，下髎主之。

肠澼泄，切痛，四满主之。

便脓血，寒中食不化，腹中痛，腹哀主之。

绕脐痛，抢心，膝寒，注利，腹结主之。

溏瘕，腹中痛，脏痹，地机主之。

飧泄，太冲主之。

溏泄谷不化，寒热不节，阴陵泉主之。

肠澼，中郄主之。

飧泄，大肠痛，巨虚上廉主之。

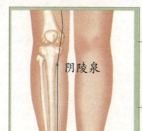

阴陵泉

定位

在小腿内侧，胫骨内侧髁下缘与胫骨内侧缘之间的凹陷中

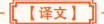

【译文】

完谷不化的飧泄病,是脾气虚弱所致,应取足太阴经的三阴交穴,用补法针刺,上取阴陵泉穴,皆久留针,待针下有热感时止针。

病泄泻下血,应取足厥阴经之合穴曲泉主治。

腹中有寒而致泄泻下痢便血,应取足太阳经的会阳穴主治。

肠间有水以致肠鸣泄泻,应取足太阳经的下髎穴主治。

痢疾下泻,而腹中切痛,应取足少阴经的四满穴主治。

痢疾便脓血,内有寒邪,食不消化,以致腹中疼痛的,应取足太阴经的腹哀穴主治。

绕脐作痛,气上冲心,膝部发凉,大便泄泻,应取足太阴经的腹结穴主治。

溏泄病,邪气留滞肠中为瘕者,腹中疼痛,脏气痹闭,应取足太阴之荥穴地机主治。

完谷不化的飧泄病,应取足厥阴经之原穴太冲主治。

溏泄而完谷不化,是由于寒热不节所致,应取足太阴之合穴阴陵泉穴主治。

痢疾,应取足厥阴经之郄穴中郄主治。

飧泄而大肠疼痛的,应取大肠之合穴巨虚上廉主治。

18 五气溢发消渴黄瘅

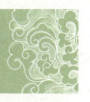

下篇 针灸处方

【原文】

黄帝问曰：人之善病消瘅①者，何以候之？岐伯对曰：五脏皆柔弱者，善病消瘅。夫柔弱者必刚强，刚强多怒，柔者易伤也。此人薄皮肤而目坚固以深者，长衡直扬②，其心刚，刚则多怒，怒则气上逆，胸中蓄积，血气逆留（《太素》作留积），腹皮充胀（《太素》作䐃皮）充肌，血脉不行，转而为热，热则消肌，故为消瘅。此言其刚暴而肌肉弱者也。

面色微黄，齿垢黄，爪甲上黄，黄瘅也，安卧，小便黄赤，脉小而涩者，不嗜食。

【注释】

①消瘅：消，指消渴病。瘅，因劳累、身体虚而得的病。
②长衡直扬：衡，指眉上。扬，即眉。本句是指视物深远，两眉直竖之意。

【译文】

黄帝问道：有的人容易患消瘅，用什么方法来诊察它呢？岐伯答道：五脏都柔弱的人就容易患消瘅病。五脏柔弱的人，必定有刚强的性情，而性情刚强的人多半容易发怒，怒则五脏容易受到伤害。这类人皮肤薄弱，两目转动不灵活且眼睛深陷于目眶之中，两眉长而且竖直并带有怒气，他们的性情刚强，容易发怒，发怒时使气上逆而蓄积在胸中，并使皮肤肌肉充胀，血脉运行不畅，郁积而生热，热则能伤耗津液而使肌肉皮肤瘦薄，所以成为消渴病。这说的是性情刚暴而肌肉脆弱的人的情况。

面色微黄，牙垢发黄，指甲也呈现黄色，是黄疸病，患者喜卧，小便黄赤,脉搏小而涩的,多不嗜饮食。

【原文】

问曰:有病口甘者,病名曰何?何以得之?对曰:此五气之溢也,名曰脾瘅。夫五味入口,藏于胃,脾为之行其精气,津液在脾,故令人口甘,此肥美之所发也。此人必数食美而多食甘肥,肥令人内热,甘令人中满,故其气上溢,转为消瘅(《素问》作渴),治之以兰,除陈气也。①

【注释】

①治之以兰,除陈气也:兰草气芳香,味辛。芳香可以化湿,辛能发散,故可除去陈久不化之气。

【译文】

问道:有患口中发甜的,病名叫什么?是怎样得的呢?答道:这是由于五味的经气向上泛溢所致,病名叫脾瘅。五味入于口,藏于胃,其精气上输于脾,脾为胃输送食物的精华,因病津液停留在脾,致使脾气向上泛溢,就会使人口中发甜,这是由于肥甘美味所引起的疾病。患这种病的人,必然经常吃甘美而肥腻的食物,肥腻能使人生内热,甘味能使人中满,所以脾运失常,脾热上溢,就会转成消渴病,本病可用兰草治疗,以排除蓄积郁热之气。

【原文】

凡治消瘅、仆击、偏枯①、厥气逆满②,肥贵人则膏粱之病也。膈塞闭绝,上下不通,暴忧之病也。消瘅,脉实大,病久可治;脉悬绝小坚,病久不可治也。

【注释】

①偏枯:指中风后遗症,半身不遂。

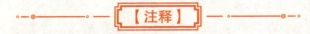

②厥气逆满：气、满，指气急而粗；逆，即上逆。

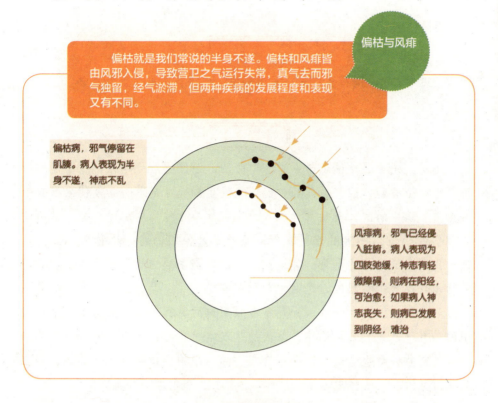

偏枯与风痱

偏枯就是我们常说的半身不遂。偏枯和风痱皆由风邪入侵，导致营卫之气运行失常，真气去而邪气独留，经气淤滞，但两种疾病的发展程度和表现又有不同。

偏枯病，邪气停留在肌腠。病人表现为半身不遂，神志不乱

风痱病，邪气已经侵入脏腑。病人表现为四肢弛缓，神志有轻微障碍，则病在阳经，可治愈；如果病人神志丧失，则病已发展到阴经，难治

【译文】

只要是患消瘅、突然仆倒、偏枯、痿厥、气逆、中满等病的，多是富贵之人，是食多了肥腻美味所致，气机闭塞不行，上下阻隔不通，都是忧愁过度所致。消瘅病，脉见实大，病虽长久，可以治愈；假如脉象悬小而坚，病拖长了，那就不可治疗。

【原文】

问曰：热中消中①，不可服膏粱芳草石药，石药发疽（《素问》作癫），芳草发狂。夫热中消中者，皆富贵人也，今禁膏粱，是不合其心；禁芳草石药，是病不愈，愿闻其说。对曰：夫芳草之气美，药之气悍，二者其气急疾坚劲，故非缓心和人，不可以服此二者。夫热气慓悍，药气亦然，二者相遇，恐内伤脾，脾者，土也，而恶木，服此药也，至甲乙日当愈甚（《素问》作当）更论。

瘅成为消中。

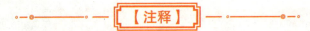

【注释】

①热中消中：喝得多，尿得多为热中；吃得多，尿得多为消中。

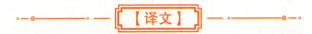

【译文】

问道：先生屡次说患热中、消中病的，不能吃肥甘厚味，也不能吃芳香药草和金石药，因为金石药物能使人发生癫疾，芳草药物能使人发狂。患热中、消中病的，多是富贵之人，现在如禁止他们吃肥甘厚味，则不适合他们的心理，不使用芳草石药，又治不好他们的病，这种情况如何处理，我愿意听听你的意见。答道：芳香的草药多数性质是辛热的，矿石类药物多数性质是猛烈的，这两种药物都有燥热、刚劲的性质，所以如果不是阴阳平衡、性情和缓的人，是不能服用这两类药的。因为得了热中和消中的患者平常多吃膏粱厚味，体内的热气本来已经很亢盛，而芳香草药和矿石类药物多数也燥热，这两者合在一起，恐怕会使脾脏正气受损，脾脏属土而恶木，服这些药时若遇到甲日、乙日，病情就会加重。

内热日久郁积不愈，就会转变成为多食多尿得消中病。

【原文】

黄瘅（《千金》云腹满不能食），刺脊中。

黄瘅善欠，胁下满欲吐（《千金》云：身重不动作），脾俞主之。

消渴身热，面（《千金》作目）赤黄，意舍主之。

消渴嗜饮，承浆主之。

黄瘅目黄，劳宫主之。

嗜卧，四肢不欲动摇，身体黄，灸五里，左取右，右取左。

消渴，腕骨主之。

黄瘅，热中善渴，太冲主之。

身黄，时有微热，不嗜食，膝内廉内踝前痛，少气身体重，中封主之。

消瘅，善喘，气走喉咽而不能言，手足清（一作青），溺黄，大便难，嗌中肿痛，唾血，口中热，唾如胶，太溪主之。

消渴黄瘅，足一寒一热，舌纵烦满，然谷主之。

阴气不足，热中，消谷善饥，腹热身烦，狂言，三里主之。

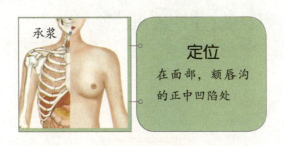

定位
在面部，颏唇沟的正中凹陷处

【译文】

黄疸病，应刺督脉的脊中穴。

黄疸病，好打呵欠，胁下满闷而欲呕吐的，应取足太阳经的脾俞穴主治。

消渴而身发热，面目皆黄，应取足太阳经的意舍穴主治。

消渴而饮水不止的，应取足阳明任脉之会承浆穴主治。

黄疸目黄，应取心包经荥穴劳宫主治。

喜好卧床而四肢不愿活动，身体发黄的，应灸手阳明经五里穴，病在左取右边的五里穴，病在右取左边的五里穴。

消渴，应取手太阳经的原穴腕骨主治。

黄疸，热在中焦而多口渴的，应取足厥阴经原穴太冲主治。

身体发黄，时有微热，不愿吃饭，膝部内侧和足踝前痛，少气身体重，中封穴主治。

消瘅，时常嗳气，气上冲咽喉而不能言，手足发冷，小便发黄，大便排出困难，或咽中肿痛，唾血，口中热，唾液黏稠如胶，应取足少阴经原穴太溪主治。

消渴兼发黄疸，两足一寒一热，舌弛缓而心烦满的，应取足少阴经荥穴然谷主治。

阴气不足，而致阳气有余，热郁胃中，使人消谷善饥，腹热身烦，狂言乱语的，应取胃经之合穴三里主治。

19 CHAPTER 动作失度内外伤发崩中瘀血呕血唾血

【原文】

黄帝问曰：人年半百而动作皆衰者，人将失之耶？岐伯对曰：今时之人，以酒为浆①，以妄为常②，醉以入房，以欲竭其精，以好散其真，不知持满，不时御神，务快其心，逆于生乐，起居无节，故半百而衰矣。夫圣人之教也，形劳而不倦，神气从以顺，色欲不能劳其目，淫邪不能惑其心，智愚贤不肖③，不惧于物④，故合于道⑤数。年度百岁而动作不衰者，以其德全不危故也。

久视伤血，久卧伤气，久坐伤肉，久立伤骨，久行伤筋。

【注释】

①以酒为浆：浆，饮料之意。本句意为饮酒无度。
②以妄为常：本句意为肆意妄为，想做什么就做什么。
③不肖：指品德不好的人，与贤相对而言。
④不惧于物：物，指外界事物，即对外界事物无所动心。
⑤道：即规律。此处指养生之道。

【译文】

黄帝问道：现在的人年龄刚至半百，而动作就都衰弱无力了，这是不是人们违失了养生之道呢？岐伯答道：现在的人，把酒当水浆，滥饮无度，使反常的生活成为习惯，醉酒行房，因恣情纵欲，而使阴精竭绝，因满足嗜好而使真气耗散，不知谨慎地保持精气的充满，不善于统驭精神，而专求心志的一时之快，违逆人生乐趣，起居作息，毫无规律，所以到半百之年就衰老了。按照"圣人"的教导，形体虽然劳作而不使过度疲倦，精神正气才能随从而和顺，美色不能动摇他的视听，任何淫乱邪说也都不能惑乱他的心志，这样，无论愚笨、聪明、贤良、不肖，对外界事物无所动心，所以符合养生之道。他们之所以能够年龄超过百岁而动作不显得衰老，正是由于领会和掌握了修身养性的方法而身体不被内外邪气干扰危害所致。

如久视则劳于精气而伤血，久卧则阳气不伸而伤气，久坐则血脉灌输不畅而伤肉，久立则劳于肾及腰、膝、胫等而伤骨，久行则劳于筋脉而伤筋。

【原文】

问曰：有病胸胁楂满，妨于食，病至则先闻腥臊臭，出清液，先唾血，四肢清，目眩，时时前后血，病名为何？何以得之？对曰：病名曰血枯，此得之少年时，有所大夺血，若醉以入房中，气竭肝伤，故使月事衰少不来也，治之以乌贼鱼骨、藘茹，二物并合，丸以雀卵，大如小豆，以五丸为后饭[1]，饮以鲍鱼汁，以饮利肠中及伤肝也。

【注释】

[1]后饭：饭后药先，谓之后饭。

【译文】

问道：有一种胸胁满的病，妨碍饮食，发病时先闻到腥臊的气味，鼻流清涕，先吐血，四肢清冷，头目眩晕，时常大小便出血，这种病叫什么名字？是什么原因引起的？答道：这种病的名字叫血枯，得病的原因是在少年的时候患过大的失血病，使内脏有所损伤，或者是醉后肆行房事，使肾气竭，肝血伤，所以月经闭止而不来。治疗的方法是：用四份乌贼骨、一份藘茹，二药混合，以雀卵为丸，制成如小豆大的丸药，每次服五丸，饭前服药，饮以鲍鱼汁，这个方法可以通利肠道，补益损伤的肝脏。

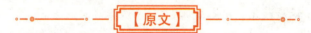

【原文】

问曰：劳风为病何如？对曰：劳风法在肺下，其为病也，使人强上而瞑视，唾出若涕，恶风而振寒，此为劳风之病也。问曰：治之奈何？对曰：以救俯仰。太阳引精者三日中若五日，不精者七日（《千金》云：候之三日五日，不精明者是其症也），咳出青黄涕，其状如脓，大如弹丸，从口中若鼻空出，不出则伤肺，伤肺则死矣。

【译文】

问道：劳风的病情是怎样的呢？答道：劳风的受邪部位常在肺下，其发病的症状，使人头项强直，头昏眩而视物不清，唾出黏痰似涕，恶风而寒栗，这就是劳风病的发病情况。问道：怎样治疗呢？答道：首先应使其胸中通畅，俯仰自如。肾经宠盛的青年人，太阳之气能引肾经外布，则水能济火，经适当治疗，可三日而愈；中年人精气稍衰，须五日可愈；老年人精气已衰，水不济火，须七日始愈。这种患者，咳出青黄色黏痰，其状似脓，凝结成块，大小如弹丸，应使痰从口中或鼻中排出，如果不能咳出，就要伤其肺，肺伤则死。

【原文】

少气，身漯漯①也，言吸吸也，骨酸体重，懈惰不能动，补足少阴。短气，息短不属，动作气索，补足少阴，去血络。

【注释】

①身漯漯：形容身体颤抖如被水淋。

【译文】

正气衰弱而全身战栗的患者，说话时言语间断还发出唏嘘的声音，身体骨骼酸重，四肢乏力，不愿活动，治疗时应取足少阴经之气，用补法。气息短促的患者，呼吸急迫而不能连续，身体只要一活动就会感到疲乏，呼吸更加困难，治疗时应取足少阴经，用补法，有血络瘀阻的，应将瘀血放出。

【原文】

男子阴端寒，上冲心中佷佷[1]，会阴主之。

男子脊急目赤，支沟主之。

脊内廉痛，溺难，阴痿不用，少腹急引阴，及脚内廉痛，阴谷主之。

善魇梦者，商丘主之。

丈夫失精，中极主之。

男子精溢，阴上缩，大赫主之。

男子精不足，太冲主之。

崩中，腹上下痛，中郄主之。

胸中瘀血，胸胁榰满，膈痛，不能久立，膝痿寒，三里主之。

心下有隔，呕血，上脘主之。

呕血，肩息，胁下痛，口干，心痛与背相引，不可咳，咳则引肾痛，不容主之。

唾血，振寒，嗌干，太渊主之。

呕血，大陵及郄门主之。

呕血上气，神门主之。

内伤不足，三阳络主之。

内伤唾血不足，外无膏泽，刺地五会。

凡唾血，泻鱼际，补尺泽。

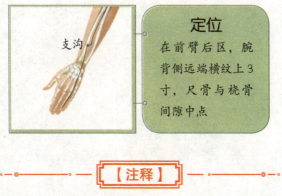

支沟

定位

在前臂后区，腕背侧远端横纹上3寸，尺骨与桡骨间隙中点

【注释】

①佷佷（hén hén）：即扭转之意。

【译文】

男子阴头发凉,气上冲心中,有如互相扭转一样,应取任脉的会阴穴主治。

男子脊背拘急,眼色红的,应取手少阳经经穴支沟主治。

脊柱内痛,小便难,阴痿不用,少腹拘急牵引阴器,以及脚的内侧痛,应取足少阴经的合穴阴谷主治。

好做魇梦的人,应取足太阴经经穴商丘主治。

男子遗精病,应取任脉及足三阴之会中极穴主治。

男子精液外溢,阴器上缩,应取足少阴经冲脉之会大赫主治。

男子精液不足,应取足厥阴经原穴太冲主治。

女子血崩症,腹部上下作痛,应取足厥阴经荥穴中郄主治。

胸中有瘀血,以致胸胁支满,膈痛,或不能久立,膝关节痿弱无力而又发凉的,应取足阳明经合穴三里主治。

心下隔塞不通,或呕血的,应取任脉的上脘穴主治。

呕血,喘息抬肩,胁下痛,口干,心痛牵引脊背也痛,不敢咳嗽,咳嗽则牵引肾区痛,应取足阳明经的不容穴主治。

唾血,恶寒战栗,咽喉干,应取手太阴经原穴太渊主治。

呕血病,应取手厥阴经的大陵和郄门二穴主治。

呕血而气上逆,应取手少阴经神门穴主治。

由于内伤而气血不足的,应取手少阳经三阳络穴主治。

内伤唾血,以致气血不足,肌肤不润泽的,应取足少阳经的地五会穴主治。

凡系唾血的病人,多与肺经有关,所以应泻手太阴经的鱼际穴,补尺泽穴。

20 邪气聚于下脘发内痈

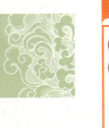

【原文】

黄帝问曰：气为上膈①，上膈者，食入而还出，余已知之矣。虫为下膈②，下膈者，食晬时乃出，未得其意，愿卒闻之。岐伯对曰：喜怒不适，食饮不节，寒温不时，则寒汁留于肠中，留则虫寒，虫寒则积聚守于下脘，守下脘则肠胃充郭，卫气不营，邪气居之。人食则虫上食，虫上食则下脘虚，下脘虚则邪气胜，胜则积聚以留，留则痈成，痈成则下脘约，其痈在脘内者则沉而痛深，其痈在脘外者则痈外而痛浮，痈上皮热。按其痈，视气所行，先浅刺其旁，稍内益深，还而刺之，无过三行，察其浮沉，以为浅深，已刺必熨，令热入中，日使热内，邪气益衰，大痈乃溃。互以参禁，以除其内，恬憺无为，乃能行气，后服酸苦，化谷乃下膈矣。

【注释】

①上膈：膈，即隔膜上下壅阻不通，上膈指食后即吐的噎膈症。
②下膈：食后经一段时间，仍吐出的病证，又称反胃。

【译文】

黄帝问道：因为气机郁滞而发生了上膈症，上膈症的症状是食后即吐，我已经知道了。虫积在下所形成下膈症，下膈症的症状是食后经过一天左右才吐出，我还不甚了解其中的道理，希望你详尽地给我讲讲。岐伯答道：喜怒情志不遂，饮食不节制，寒温不调，那么脾胃运化功能失常，使寒湿流注于肠中，肠中寒湿流注，使肠寄生虫觉得寒冷，虫得寒湿便积聚不去，盘踞在下脘，因此肠胃形成壅塞，使阳气不得温通，邪气也就积留在这里。进餐时，寄生虫闻到气味，便上行觅食，使下脘空虚，邪气就乘虚侵入，积留日久而形成痈肿，内部痈肿使得肠管狭窄而传化不利，所以食后经过一天的时间，仍会吐出，至于痈在下脘之内的，痛的部位较深，痈肿发生在下脘外面的，疼痛的部位较浅，同时，在发生痈的部位皮肤发热。针刺的时候，应当用手轻轻地按摩痈肿的部位，以观察痈肿部位的大小和病气发展的动向，先浅刺痈部的周围，入针后稍有感觉，再逐渐深刺，然后照样反复进行刺治，但不可超过三次，主要根据病位的深浅，来确定深刺或浅刺的标准，针刺后须加用温熨法，使热气直达体内，只要使阳气日渐温通，邪气日趋衰退，内痈也就逐渐消溃了。再配合适当的调理，不要犯各种禁忌，以消除致病因素再伤内脏的可能性，清心寡欲，以调养元气，随后再给服咸苦的药物，以软坚化积，使饮食得以传下，不至再上逆吐出了。

【原文】

问曰：有病胃脘痈者，诊当何如？对曰：诊此者，当候胃脉①，其脉当沉涩（《素问》作细），沉涩者气逆，气逆者则人迎甚盛，甚盛则热。人迎者，胃脉也，逆而盛则热聚于胃口而不行，故胃脘为痈。

【注释】

①胃脉：指人迎脉和趺阳脉。

【译文】

问道：有患胃脘痈病的，应当如何诊断呢？答道：诊断这种病，应当先诊其胃脉，胃为水谷之海，多气多血，脉应有力，如患此病，则脉当沉涩，沉涩脉主胃气上逆，上逆则人迎脉过盛，过盛则有热。人迎属于胃脉，胃气逆则跳动过盛，说明热气聚集于胃口而不得散发，所以胃脘发生痈肿。

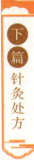

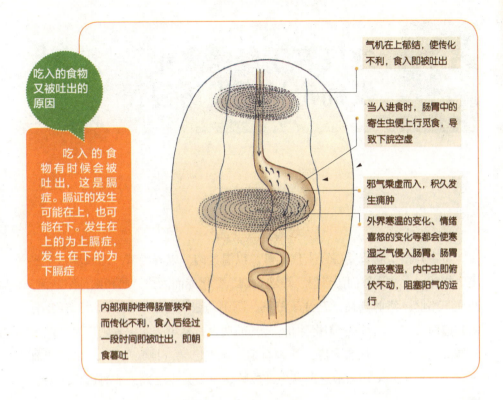

【原文】

肝满肾满肺满皆实,则为肿①。肺痈喘而两胠(《素问》作胁)满;肝痈两胁(《素问》作胠)下满,卧则惊,不得小便;肾痈胠(《素问》作脚)下至少腹满,胫有大小,髀胻跛,易偏枯。

【注释】

①肿:痈肿。

【译文】

肝满、肾满、肺满,都是邪气壅实,邪气壅实,则形成痈肿。肺痈,则喘息而两胁胀满,肝痈,则两胁胀满,睡卧时惊惕不安,小便不利,肾痈,则胁下至少腹部胀满,两腿粗细不同,有时大腿和小腿都发生肿胀,活动不方便,时间久了就会发展成为偏枯病。

21 寒气客于经络之中发痈疽风成发厉浸淫

【原文】

黄帝问曰：肠胃受谷，上焦出气，以温分肉，以养骨节，通腠理。中焦出气如雾，上注溪谷而渗孙脉，津液和调，变化赤而为血，血和则孙络先满，乃注于络脉，络脉皆盈，乃注于经脉。阴阳乃张①，因息而行②，行有经纪，周有道理③，与天合同，不得休止。切④而调之，从虚去实，泻则不足，疾则气减，留则先后；从实去虚，补则有余，血气已调，神气乃持⑤。余已知血气之至与不至，未知痈疽之所从生，成败之时，死生之期，或有远近，何以度之？

岐伯对曰：经脉流行不止，与天同度，与地合纪，故天宿失度，日月薄蚀，地经失纪，水道流溢，草蓂⑥不成，五谷不植，经纪不通，民不往来，巷聚邑居，别离异处。血气犹然，请言其故。夫血脉营卫，周流不休，上应天宿，下应经数。寒气客于经络之中则血泣，血泣则不通，不通则卫气归之不得复反，故痈肿也。寒气化为热，热胜则肉腐，肉腐则为脓，脓不泻则筋烂，筋烂则骨伤，骨伤则髓消，不当骨空，不得泄泻，则筋骨枯空，枯空则筋骨肌肉不相亲，经络败漏，熏于五脏，脏伤则死矣。

【注释】

①阴阳乃张：张，盛大的意思。《太素》云："脉乃张也。"阴，营气也；阳，卫气也。本句意为营卫之气盛大。

②因息而行：此意为营卫之气凭借人的呼吸而运行。

③行有经纪，周有道理：经纪，度数也。道理，事物的规律。此言经脉营卫之气运行有一定的规律，周而复始。

④切：专志也。

⑤持：保守。

⑥草蕝：泛指众草木而言。蕝，蕝芅。

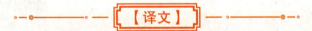

【译文】

黄帝问道：我听说肠胃受纳饮食之物以后，经过中焦脾胃的作用而化生的精气，沿着不同的通道运行于全身，其中上焦所出的卫气，是用来温煦全身的肌肉、皮肤，濡养筋骨关节，通达于腠理。中焦所出的营气，像自然界雨露布洒大地一样，它上注于人体肌肉的大小空隙之间，同时渗入孙脉，加上津液的调和，通过心肺的气化作用，就化成红色的血液而运行于人体的脉道之中，血液运行和顺而有条不紊，首先充满孙络，既而注入络脉，络脉充满了便注入经脉，这样阴经阳经的血气充盛，便随着呼吸而运行于全身。营卫的运行有一定的规律和循环道路，与天体的运动规律相同，流行而不休止。如果气血失常，就要细心地诊察虚实，然后专心调治。用泻法去治疗实证，虽然能使邪气衰减，但泻得太过，反会损伤正气。泻法宜急速出针，邪气便能衰减；补法宜持久留针，不能及时泻邪，则病情先后如一，仍不见好转。相反，用扶正的方法，可以消除虚弱的现象，但过于补，又会助长余邪转盛，所以要精心调治，补泻均不能太过，这样气血就会协调，形体和神气也就平定了。关于血气是否平衡的道理，我已经知道了。但还不了解痈疽发生的原因，治疗的成功与失败，以及怎样把握其形成与恶化的时间及判断死生日期的远近，有关这方面的情况，你可以讲给我听一听吗？

岐伯答道：经脉气血流动运行不止，它与天地的运动规律相一致，如果天体运转失常，就会出现日蚀、月蚀，大地上江河淤塞或溃决，河水泛滥四溢，水涝成灾，以致草木不长，五谷不生，道路不通而民众不能往来，居住在城里或乡间的百姓们流离失所。人体的气血变异成疾也是这样，请让我谈谈其中的道理。人体的血脉和营卫在人体全身周流而不停息，与天上星宿的运转、自然界中河水的流行相应。如果寒邪侵入经脉血络之中，就会使得血行滞涩不通，卫气也就壅积不散，气血不能往复周流而聚集在某一局部，所以会生成痈肿。寒气郁久化热，热毒盛积熏蒸，使肌肉腐烂，日久便化成脓液，如果脓液不能泄出，又会使筋膜腐烂，进而伤及骨骼，骨伤之后骨髓也就随之消损了，如果痈肿不在骨节空隙之处，热毒就不能向外排泄，煎熬血液令其枯竭，使筋骨肌肉都不能相互营养，经脉破溃败腐，于是热毒深入灼伤五脏，由于五脏损伤，人就会死亡。

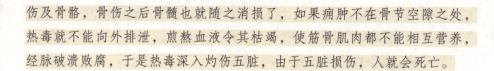

痈和疽的区别

痈和疽都是感染毒邪而生的疮，发生于体表，但是它们之间又有区别。

区别/病名	痈	疽
属性	阳证	阴证
初病	急暴	缓慢
深浅	皮肉之间	筋骨之间
颜色	红，表皮发红	白色，皮色不变
肿状	高肿根束	漫肿或无根
疼痛	剧烈	不痛或微痛
热度	灼热	不热或微热
脓液	稠黏	稀薄
轻重	易消易溃易敛	难消难溃难敛
预后	良好	轻差

【原文】

黄帝问曰：病之生时，有喜怒不测，饮食不节，阴气不足，阳气有余，营气不行，乃发为痈疽。阴阳气不通，两热相薄①，乃化为脓，小针能取之乎？岐伯对曰：夫致使身被痈疽之疾，脓血之聚者，不亦离道②远乎？痈疽之生，脓血之成也，积聚之所生，故圣人自治于未形也，愚者遭其已成也。问曰：其已有形，脓已成，为之奈何？对曰：脓已成，十死一生。问曰：其已成有脓血，可以小针治乎？对曰：以小治小者，其功小；以大治大者，其功大；以小治大者，多害大。故其已成脓血者，其惟砭石铍锋之所取也。问曰：多害者，其不可全乎？对曰：在逆顺焉耳。问曰：愿闻顺逆。对曰：已为伤者，其白睛青黑眼小③，是一逆也；纳药而呕，是二逆也；伤痛渴甚，是三逆也；肩项中不便，是四逆也；音嘶色脱，是五逆也。除此五者为顺矣。

【注释】

①薄：《灵枢》作"搏"，意邪热相聚也。
②离道：指背离摄生预防之规律。
③白睛青黑眼小：肝开窍于目，其色青；肾藏精，精气上注于目，其色黑。故白睛青黑眼小为肝肾俱败也，故曰逆。

【译文】

黄帝问道：产生疾病时，喜怒不测、饮食无节、阴气不足、阳气有余、营气不予运行、瘀滞营气与有余阳热互结，于是引发痈疽病。如果阴阳不通、阳热与邪热相互纠结、熏蒸肌肤，于是就化而为脓，小针能够治疗吗？岐伯答道：等到已经患痈疽病，脓血已形成时再用小针治疗，不也是距离太远了吗？痈疽的产生、脓血的生成，是病邪侵犯机体没有及时除掉，逐渐积累成的，所以，聪明之人能防微杜渐，积极预防，不使疾病发生，愚拙之人，不知预先防治，就会遭受疾病的痛苦。问道：痈肿已有形，脓已形成，这怎么办？答道：脓已形成，往往是十死一生。问道：已有了脓血，可以用小针去治疗吗？答道：用小针治疗小痈疽，难以病好；用大针治疗大痈疽，又多有逆死之害。所以已成脓血的痈疽，治疗时只能采用砭石、铍针、锋针之类。问道：恶化的痈疽病，还能治好吗？答道：这主要是由病征的逆顺来决定的。问道：我想了解这其中的逆顺。答道：患痈疽病的逆证之一：白睛青黑，眼睛变小；逆证之二：内服药会呕吐；逆证之三：腹痛，口渴得厉害；逆证之四：肩背颈项僵直转动不便；逆证之五：声音嘶哑，面色无华。这是由于气血衰弱，脏腑损伤所致，所以称为逆证，除了这五种逆证之外，其余的就是顺证。

【原文】

邪之入于身也深，其寒与热相薄，久留而内著，寒胜其热，则骨疼肉枯；热胜其寒，则烂肉腐肌为脓，内伤骨为骨蚀。有所疾，前筋屈不得伸，气居其间而不反，发为筋瘤①也。有所结，气归之，卫气留之不得复反，津液久留，合而为肠（一本作疡）疽。留久者，数岁乃成，以手按之柔。有所结，气归之，津液留之，邪气中之，凝结日以易甚，连以聚居为昔瘤②，以手按之坚。有所结，气深中骨，气因于骨，骨与气并息，日以益大，则为骨疽。有所结，气中于肉，宗气归之，邪留而不去，有热则化为脓，无热则为肉疽。凡此数气者，其发无常处而有常名。

【注释】

①筋瘤：结聚于筋的赘瘤之类。
②昔瘤：昔，同腊，肉干而坚的意思。昔瘤，是指此瘤坚硬的意思。

【译文】

邪气侵入人体比较深的，寒与热相互纠结，久留不去而停于体内，如果寒胜过热，便出现骨节疼痛，肌肉枯萎；如果是热邪亢盛，阴不胜阳，会发生肌肉腐烂而化为脓，内伤骨为骨蚀。如果邪气伤害了筋，于是筋屈而不能伸，邪气长期停留于其中而不消散，就可能会形成筋瘤病。邪气积聚归于内，卫气积留而不能复出，以致阳不化水，津液不能输布，留于肠胃与邪气相纠结，成为肠瘤，发展缓慢的，经过数年才能形成，用手按摩很柔软。如果邪气积聚而气归于内，津液停留不行，再被邪气所伤，则气血凝结日益加重并且发展迅速，邪气接连积聚，便形成昔瘤，用手按摸，质地坚硬。若邪气凝结在深层骨中，邪气与骨骼并合，逐日增大，成为骨疽。邪气积聚在肌肉，宗气内走于此，随邪气留结不去，如有内热可化而为脓，如无热可形成肉瘤。这些邪气，其发病没有固定的部位，但都有病名。

【原文】

问曰：病痈肿颈痛，胸满腹胀，此为何病？对曰：病名曰厥逆，灸之则喑①，石之则狂，须其气并②，乃可治也。阳气重上（一本作止），有余于上，灸之阳气入阴，入则喑；石之阳气虚，虚则狂，须其气并而治之，使愈。

问曰：病颈痈者，或石治之，或以针灸治之而皆已，其治何在？对曰：此同名而异等者也。夫痈气之息③者，宜以针开除去之。夫气盛血聚者，宜石而泻之，此所谓同病而异治者也。

【注释】

①喑：不能言也。

②气并：并，相从也。气并者，谓阴阳既逆之后，必渐通也。

③息：滋息也，生长也。

【译文】

问道：有一种病的表现为胸部肿，颈部疼痛，胸部闷满，腹胀，这是什么病呢？答道：病名叫厥逆。这种病如果用灸法便会失音，用针刺就会发狂，必须等到阴阳之气上下相合，才能进行治疗。阳气上逆，上部之气有余，如果用艾灸，阳气就进入阴分，阳气入阴，就会声音嘶哑；若用砭石治疗，阳气外越，阳气外越就会发狂。所以要到患者的阴阳之气相合时给予治疗，才可能治愈疾病。

问道：有患颈痈病的，或用砭石治疗，或用针灸治疗，都能治好，其治愈的道理是什么呢？答道：这是因为病名虽同而程度有所不同的缘故。颈痈属于气滞不行的，宜用针刺清除其病邪，若是气盛壅滞而血液结聚的，宜用砭石以泻其瘀血，这就是所谓同病异治。

【原文】

问曰：诸痈肿筋挛骨痛①，此皆安生？对曰：此皆寒气之肿②也，八风之变也。问曰：治之奈何？对曰：此四时之病也，以其胜，治其腧。

【注释】

①痈肿筋挛骨痛：痈肿，指疮疡之类的疾病；筋挛，即筋脉拘挛；骨痛，指骨节疼痛。

②肿：同"钟"，聚集的意思。

【译文】

问道：各种痈肿、筋挛、骨痛的病变，是怎样产生的呢？答道：这都是因为寒气聚集和八风邪气侵犯人体后而发生的变化。问道：怎样进行治疗呢？答道：由于四时偏胜之邪气所引起的病变，根据五行胜克的刺法，取其腧穴以治之。

【原文】

暴痛筋濡（一本作缩），随分而痛①，魄②汗不尽，胞气③不足，治在其经腧。腋痛太热，刺足少阳五；刺而热不止，刺手心主三，刺手太阴经络者、大骨之会各三。痈疽不得顷时回，痈不知所，按之不应手，乍来乍已，刺手太阴旁三，与缨脉④各二。

治痈肿者刺痈上，视痈大小深浅刺之，刺大者，多而深之，必端纳针为故止也（《素问》云：刺大者多血，小者深之，必端纳针为故止）。

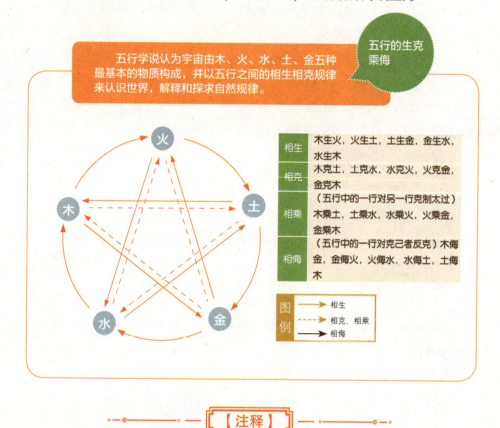

【注释】

①随分而痛：随分肉间痛也。

②魄：魄者，迫也。

③胞气：膀胱经之气。

④缨脉：结缨两旁之脉，亦足阳明经中水突、气舍等穴。

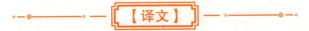

【译文】

暴发痈肿，经脉拘急，随着痈肿部位肌肉出现疼痛，汗出不止，膀胱经气不足，取膀胱经的穴位治疗。腋下生痈，患者全身大热，治疗时应针刺足少阳五次，针刺以后热不退，再针刺手厥阴三次，同时针刺手太阴经的络穴及肩贞穴各三次。痈疽类病变化很快，要急泻脓毒，不可使疮毒顷刻回转而致内攻，内攻则内烂筋骨，穿通腑脏。痈疽病初起，掌握不住病变部位，用手又按不着，又时痛时不痛，疼痛又没有固定部位。治疗时可在手太阴旁刺三次，颈部两旁三脉，足阳阴经中水突气舍穴各刺两次。

治疗痈肿已腐败为脓的，应刺痈肿的部位，并根据其大小，决定针刺的深浅。刺大的痈肿宜多刺深刺，但必须直入其针，免伤良肉。

【原文】

项肿不可俯仰，颊肿引耳，完骨主之。

咽肿难言，天柱主之。

胻胻①肿唇痈，颧髎主之。

颊肿痛，天窗主之。

颈项痈肿不能言，天容主之。

身肿，关门主之。

胸下满痛，膺肿，乳根主之。

马刀肿瘘，渊腋、章门、支沟主之。

面肿目痈肿，刺陷谷出血，立已。

犊鼻肿，可灸不可刺，其上坚勿攻，攻之者死。

痈疽，窍阴主之。

【注释】

①胻：指眼眶下面的骨。

【译文】

项肿不能俯仰，颊肿牵连到耳，这是太阳和少阳二经之病，应取足太阳少阳之会完骨穴主治。

咽部肿而语言困难，应取足太阳经的天柱穴主治。

眼眶下和上唇痛肿的，应取手太阳经的颧髎穴主治。

颊部肿痛的，应取手太阳经的天窗穴主治。

颈项痛肿不能说话的，应取手太阳经的天容穴主治。

身肿，应取足太阳经的关门穴主治。

胸下胀满而痛，或是胸两侧肿，应取足阳明经的乳根穴主治。

腋下瘰疬肿瘘，多系病在少阳与厥阴经，应取足少阳经的渊腋、足厥阴经的章门、手少阳经的支沟等穴主治。

面目痛肿的，应刺足阳明经之俞穴陷谷，使之出血，病可立时痊愈。

犊鼻处肿，可浅刺其肿上，如果肿而坚硬的，不可针刺，如果刺之则毒内陷而死。

痈疽，应取足少阳经头部的窍阴穴主治。

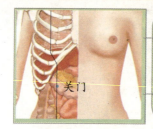

定位

在上腹部，当脐中上3寸，距前正中线2寸

【原文】

厉风①者，索②刺其肿上，已刺以吮其处，按出其恶血，肿尽乃止，常食方食，无食他食③。

【注释】

①厉风：即麻风病。

②索：散。

③常食方食，无食他食：此言本病饮食，只应食正常食品，不可食其他异物食品。

【译文】

麻风病人,应在肿块之上刺针,刺后吸其刺处,再用手按出其恶血,待肿块消尽,乃停止针刺。刺后应注意饮食,只应食正常食品,不可食其他异物食品。

【原文】

管疽①发厉,窍阴主之。
脉风成为厉,
头大浸淫,间使主之。
管疽,商丘主之。
瘃蚧②欲呕,大陵主之。
痂疥③,阳溪主之。

【注释】

①管疽:指鼻管败坏之麻风病。
②瘃蚧:冻疮瘙痒。
③痂疥:常指疥疮瘙痒。

【译文】

风中于脉可以成为麻风病,鼻管败坏而发麻风病的,应取足少阳经头部的窍阴穴主治。

头部肿大的浸淫疮,应取手厥阴经的间使穴主治。

麻风而鼻管败坏的,应取足太阴的商丘穴主治。

冻疮瘙痒兼欲呕吐的,应取手厥阴经的大陵穴主治。

疥疮瘙痒,应取手阳明经的阳溪穴主治。

22 寒气客于厌发喑不能言

【原文】

黄帝问曰：人之卒然忧恚而言无音者，何气不行？少师对曰：咽喉者，水谷之道路也。喉咙者，气之所以上下者也。会厌者，音声之户也。唇口者，音声之扇也。①舌者，音声之机也。②悬雍垂者，音声之关也。颃颡者，分气之所泄也。③横骨者，神气之所使，主发舌者也。故人之鼻洞，涕④出不收者，颃颡不闭，分气失也。其厌小而薄，则发气疾，其开合利，其出气易；其厌大而厚，则开合难，其出气迟，故重言也，所谓吃者，其言逆，故重之。卒然无音者，寒气客于厌，则厌不能发，发不能下至其机扇，机扇开合不利，故无音。足少阴之脉上系于舌本，络于横骨，终于会厌，两泻血脉，浊气乃辟。会厌之脉上络任脉，复取之天突，其厌乃发也。

【注释】

①唇口者，音声之扇也：扇，门户之意，形容口唇的张合像门扇一样。

②舌者，音声之机也：张志聪："舌动而后能发言，故为音声之机。"

③颃颡者，分气之所泄也：颃颡即后鼻道。张志聪云："颃颡者，腭之上窍，口鼻之气及涕唾，从此相通，故为分气之所泄，谓气之从此而分处于口鼻也。"

④涕：同涕。

【译文】

黄帝问道：有人由于突然忧郁或愤怒，引起张口说话但不能发音，这是什么气阻塞不行？少师答道：咽部是人体水谷进入的通路。喉咙下通于肺，是气息呼吸出入的道路。会厌，是人体发出声音的门户。口唇的开张和闭合，犹如开启言语声音的两扇门。舌头，是人体语言发音的器官。悬雍垂，是发音成声的关键所在。颃颡，是人体鼻涕和唾液地分出所在。横骨因舌骨横于舌根而得名，受意识支配，是控制舌体运动的组织。所以人的鼻孔流涕而不能收敛的，是因为颃颡不开，分气失职。会厌薄小的人一般呼吸畅快，开合流利，所以语言流畅；如果人体会厌大而厚的，就开合不利，亦即出气迟缓，故言语重而口吃。人突然失声，是因为会厌感受了风寒之邪，气道不利，会厌启闭失常，气机不畅，发音器官功能失调，就形成了所谓的失音症。足少阴肾的经脉，从足部上行，一直联结到舌根部，并联络着横骨，终止于喉间的会厌。所以针刺治疗时，当两泻其足少阴经上联于会厌部的血脉，这样浊气才能够排除。足少阴经在会厌的脉络，同任脉相联结，再取任脉的天突穴进行刺治，会厌便能恢复开合，发声即可恢复正常。

【原文】

暴喑气哽，刺扶突与舌本出血。

暴喑不能言，喉嗌痛，刺风府。

舌缓，喑不能言，刺喑门。

喉痛，喑不能言，天窗主之。

暴喑气哽，喉痹咽痛不得息，饮食不下，天鼎主之。

食饮善呕，不能言，通谷主之。

喑不能言，期门主之。

暴喑不能言，支沟主之。

喑不能言，合谷及涌泉、阳交主之。

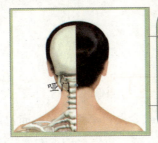

定位

在颈后区，第2颈椎棘突上际凹陷中，后正中线上

【译文】

突然失音,是寒气梗阻在会厌,以致开合不利,不能发声,应刺手阳明经之扶突穴,和任脉之廉泉穴出血。

突然失音而不能言语,及咽喉痛,可刺督脉、阳维之会风府穴。

舌弛缓,失音而不能言语的,可刺督脉的哑门穴。

喉痛而失音不能言语的,应取手太阳经的天窗穴主治。

突然失音而气梗阻,咽喉疼痛,呼吸不利,饮食不能下咽的,应取手阳明经的天鼎穴主治。

饮食后善呕,不能言语的,应取冲脉足少阴的会穴通谷主治。

风火上逆而致突然失音不能言语的,应取肝募期门穴主治。

三焦相火炽盛,而致咽肿喉痹,突然失音不能言语的,应取手少阳经的支沟穴主治。

失音不能言语,应取手阳明经的合谷以清燥热,取足少阳经的阳交以引相火,取足少阴经的井穴涌泉以滋肾水,火降水升,则病自愈。

23 CHAPTER 目不得眠不得视及多卧卧不安不得偃卧肉苛诸息有音及喘

【原文】

黄帝问曰:夫邪气之客于人也,或令人目不得眠者,何也:伯高对曰:五谷入于胃也,其糟粕津液宗气分为三隧。故宗气积于胸中,出于喉咙以贯心肺,而行呼吸焉。营气者,泌其津液,注之于脉,化而为血,以营四末,内注五脏六腑，以应刻数①焉。卫气者，出其悍气之慓疾，而先行于四末、分肉、皮肤之间，而不休息也，昼行于阳，夜行于阴，其入于阴也，常从足少阴之分间②，行于五脏六腑。今邪气客于五脏，则卫气独营其外，行于阳，不得入于阴。行于阳则阳气盛，阳气盛则阳跷满，不得入于阴，阴气虚，故目不得瞑。治之，补其不足，泻其有余，调其虚实，以通其道，而去其邪，饮以半夏汤一剂，阴阳已通，其卧立至，此所以决渎壅塞，经络大通，阴阳得和者也。其汤方以流水千里以外者八升，扬之万遍，取其清五升，煮之，炊以苇薪火，沸煮秫米③一升，法半夏④五合，徐炊令竭为一升半，去其粗⑤，饮汁一小杯，日三，稍益，以知为度。故其病新发者，覆杯则卧，汗出则已矣；久者，三饮而已。

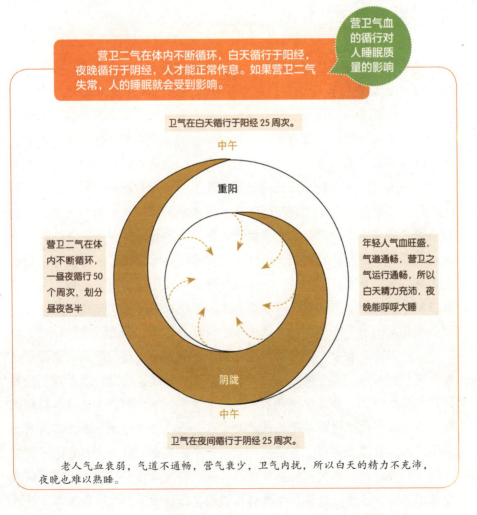

营卫气血的循行对人睡眠质量的影响

营卫二气在体内不断循环，白天循行于阳经，夜晚循行于阴经，人才能正常作息。如果营卫二气失常，人的睡眠就会受到影响。

卫气在白天循行于阳经25周次。

中午

重阳

营卫二气在体内不断循环，一昼夜循行50个周次，划分昼夜各半

年轻人气血旺盛，气道通畅，营卫之气运行通畅，所以白天精力充沛，夜晚能呼呼大睡

阴陇

中午

卫气在夜间循行于阴经25周次。

老人气血衰弱，气道不通畅，营气衰少，卫气内扰，所以白天的精力不充沛，夜晚也难以熟睡。

【注释】

①刻数：古代一昼夜分为一百刻，用以计算时间，从明代以后才有二十四时的分法。一小时约四刻强。营气循行于周身，以昼夜为五十周次，恰与百刻之数相应。

②其入于阴也，常从足少阴之分间：指卫气入于阴分，是从足少阴经为起点。

③秫米：指高粱米。

④法半夏：经过炮制的半夏。

⑤粗：药渣。

【译文】

黄帝问道：邪气侵袭人体之后，或者使人不能入睡，是什么原因？伯高答道：食物进入胃中，通过消化吸收后，宗气聚于上焦，津液出于中焦，糟粕由下焦排出体外，即进入体内的食物共有三条走向。所以宗气积聚在胸中，出于喉咙，贯通心脉，以行呼吸。中焦化生营气，分泌津液，渗注于脉中而化为血液。在外可以荣养四肢，向内灌注于五脏六腑，营运周身与昼夜的时间相应。卫气是水谷中化生出的慓悍滑疾之气，它首先行于四肢、肌肉、皮肤之中，运行不止。白天从足太阳经开始运行于人体的阳分，夜间常以足少阴经为起点运行于阴分，不停地运行于周身，若有厥逆之气滞留五脏六腑，则迫使卫气只能在阳分运行而不得入于阴分。现在有厥逆之气停留于五脏六腑，于是卫气便只能行于体表阳分，而不能进入内脏阴分。由于卫气仅行于阳分，在表的阳气就偏胜，使阳跷脉气充满。卫气不能入于阴分则阴虚，导致失眠。治疗的原则，首先用针刺补阴分的不足，泻阳分的有余，使阴阳相互协调，疏通营卫运行的道路，消除引起营卫逆乱的邪气。服用半夏汤一剂，阴阳立即畅通，便可马上入睡。这种针药并用的治法，真好像决开水道，清除淤塞一样，使经络通畅，阴阳调和。半夏汤方：取流经了千里以上的水八升，再用汤勺扬万遍，取清轻上浮的五升，用芦苇煮沸，高粱米一升，制半夏五合，以小火慢煮，当药浓缩到约一升半时，离火去渣，每次服用一小杯，每日服用三次，逐次稍微加量，以见效为度。所以，如果病属初起，药一服下，立即便可入睡，汗一出病就好了；病程较长的，须服三剂才能痊愈。

【原文】

黄帝问曰：目闭不得视者何也？岐伯对曰：卫气行于阴，不得入于阳，行于阴则阴气盛，阴气盛则阴跷满，不得入于阳则阳气虚，故目闭焉（《九卷》行作留，入作行）。

问曰：人之多卧者何也？对曰：此人肠胃大而皮肤涩（《九卷》作湿，下同），涩则分肉不解焉。肠胃大则卫气行留久；皮肤涩，分肉不解，则行迟。夫卫气者，昼常行于阳，夜常行于阴，故阳气尽则卧，阴气尽则寤。故肠胃大，卫气行留久，皮肤涩，分肉不解，则行迟，留于阴也久，其气不精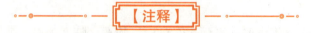一作清则欲瞑，故多卧矣。其肠胃小，皮肤滑以缓，分肉解利，卫气之留于阳也久，故少卧焉。

问曰：其非常经①也，卒然多卧者何也？对曰：邪气留于上焦，上焦闭而不通，已食若饮汤，卫气久留于阴而不行，故卒然多卧。

问曰：治此诸邪奈何？对曰：先视其腑脏，诛其小过，后调其气，盛者泻之，虚者补之，必先明知其形气之苦乐，定乃取之。

【注释】

①非常经：不是经常发生的。常经，经常。

【译文】

黄帝问道：闭目而不能看东西，是什么原因？岐伯答道：这是因为卫气只能行于阴分，而不能入于阳分的缘故。卫气只行于阴分而使阴气偏盛，阴跷之脉也随之满盛；卫气不能够入于阳分而使阳气偏虚，所以眼目闭合而不能视看东西。

问道：有的人经常嗜睡，是什么原因？答道：这种人的肠胃较大而皮肤滞涩，肌肉之间不滑利。肠胃较大则卫气滞留在人体内部的时间长久，皮肤滞涩则肌肉之间不滑利，那么卫气在体表的运行因受到阻止而迟缓。卫气，白天运行于阳分，夜晚运行于阴分，当卫气随昼夜交替在人体阳分运行已尽，由阳入阴时，人就入睡了；卫气在人体阴分运行已尽，由阴出阳，人便醒了。所以肠胃宽大，卫气在内滞留的时间比较长，兼之皮肤滞涩，肌肉不滑利，因而卫气运行于体表就较迟缓。卫气久留于阴分，其阳气不振，使得精神不能振作，所以困倦而嗜睡。那些肠胃较小、皮肤润滑而舒缓、肌肉滑利、卫气久留于阳分的人，睡眠较少。

问道：有的不是经常嗜睡，却突然发生多睡现象，是什么原因？答道：这是因为邪气留滞在上焦，使得上焦气机闭阻不通，若已经饱食而又饮汤水，则卫气被迫久久留滞在阴分间而不能外行于阳分，所以会突然发生多睡的现象。

问道：这几种病，如何进行治疗呢？答道：首先通过观察脏腑的虚实，以辨明病变的部位，即使是轻微的邪气，也必须先加以消除，然后再调理它的营卫之气。邪气盛的采用泻法，正气虚的采用补法。总之治疗疾病，必须首先明确知道患者形体的劳逸、情志的苦乐，以做出正确诊断，然后才能进行治疗。

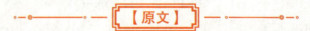

【原文】

问曰：人有卧而有所不安者何也？对曰：脏有所伤，及情有所倚，则卧不安（《素问》作精有所倚则安，《太素》作精有所倚则不安），故人不能悬①其病也。

问曰：人之不得偃卧者何也？对曰：肺者，脏之盖也，肺气盛则脉大，脉大则不得偃卧。

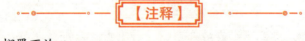

【注释】

①悬：搁置不论。

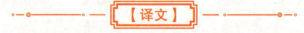

【译文】

问道：有的人睡卧不能安宁的，是什么原因呢？答道：五脏有所损伤，要等到损伤恢复，精神有所寄托，睡卧才能安宁，所以一般人不能测知他是什么病。

问道：有的人不能平静的仰卧，是什么原因呢？答道：肺居胸上，为五脏六腑的华盖，如果肺脏为邪气所犯，邪气盛与内则肺的脉络胀大，肺气不利，呼吸急促，故不能仰卧。

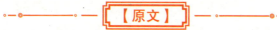
【原文】

问曰：人之有肉苛①者何也？是为何病？对曰：营气虚，卫气实②也。营气虚则不仁，卫气虚则不用，营卫俱虚则不仁且不用，肉如苛也。人身与志不相有也，三十日死。

问曰：人有逆气不得卧而息有音者，有不得卧而息无音者，有起居如故而息有音者，有得卧行而喘者，有不得卧不能行而喘者，有不得卧，卧而喘者，此何脏使然？对曰：不得卧而息有音者，是阳明之逆也。足三阳者下行，今逆而上行，故息有音也。阳明者，胃脉也，胃者六腑之海也，其气亦下行，阳明逆不得从其道，故不得卧。《下经》曰胃不和则卧不安，此之谓也。夫起居如故而息有音者，此肺之络脉逆，不得随经上行下，故留经而不行，络脉之病人也微，故起居如故，而息有音也。夫不得卧，卧则喘者，水气客也。夫水气循津液而留（《素问》作流）者也，肾者水脏，主津液，主卧与喘也。

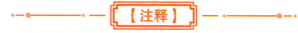
【注释】

①肉苛：肌肉顽麻四肢沉重之症。
②卫气实：实当改为虚，与下文之意才符。

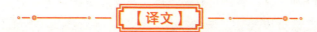
【译文】

问道：有的人肌肉顽麻，是什么原因？属于什么病？答道：这是由于营气虚而卫气实所致。营气虚弱则皮肉麻木无知觉，又不能举动，所以皮肉更加麻木沉重。若人的形体与内脏的神志不能相互为用，三十日左右就要死亡。

问道：患气逆病的人有不同的表现，有的不能安卧而呼吸有声，有的不能安卧而呼吸无声，有的起居如常而呼吸有声，有的能够安卧，行动则气喘；有的不能安卧，也不能行动而气喘；有的不能安卧，卧则气喘。这些表现都是哪些脏腑的病变引起的？答道：不能安卧而呼吸有声的，是阳明经脉之气上逆。足三阳的经脉，从头到足，都是下行的，现在足阳明经脉之气上逆而行，所以呼吸不利而有声。阳明是胃脉，胃是六腑之海，胃气亦以下行为顺，若阳明经脉之气逆，胃气便不得循常道而下行，所以不能平卧。《下经》曾说："胃不和则卧不安。"就是这个意思。若起居如常而呼吸有声的，这是由于肺之脉络不顺，络脉不能随着经脉之气上下，故其气留置于经脉而不行于络脉。但络脉生病是比较轻微的，所以虽呼吸不利有声，但起居如常。若不能安卧，卧则气喘的，是由于水气侵犯所致。水气是循着津液流行的道路而流动的。肾是水脏，主持津液，如肾病不能主水，水气上逆而犯肺，则人即不能平卧而气喘。

【原文】

惊不得眠，善龂，水气上下，五脏游气①也，阴交主之。

不得卧，浮郄主之。

身肿皮痛，不可近衣，淫泺苛获，久则不仁，屋翳主之。

【注释】

①五脏游气：五脏，泛指内脏。游气，指游行不散之气。

【译文】

由于水气上凌，心惊不得眠，常喜咬牙，腹中水气上下活动，内脏之气游行不散而为胀的，应取任脉、冲脉、少阴之会阴交穴主治。

由于阴气虚而阳气盛，阳气不能入于阴，以致不能安卧的，应取足太阳经的浮郄穴主治。

身体肿，皮肤痛，而不能着衣，四肢酸痛无力，筋脉抽搐，病久则麻木不仁的，应取足阳明经屋翳穴主治。

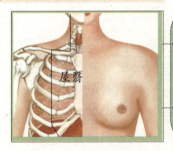

屋翳

定位

在胸部，第2肋间隙，前正中线旁开4寸

24 足太阳阳明手少阳脉动发目病

【原文】

黄帝问曰：余尝上清零之台，中陛①而顾，匍匐而前，余私异之，窃内怪之，或独冥视，安心定气，久而不解，被发长跪，俯而复视之，久不已，卒然自止，何气使然？岐伯对曰：五脏六腑之精气皆上注于目而为之精，精之窠（《灵枢》作窠，下同）者为眼，骨之精者为瞳子，筋之精为黑睛（《灵枢》作黑眼），血之精为其络裹，气之精为白睛（《灵枢》亦作白眼），肌肉之精为约束②。裹挈③（一作撷）筋骨血气之精而与脉并（《灵枢》作并）为系，上属于脑，后出于项中，故邪中于项，因逢身之虚，其入深，则随眼系以入于脑，入则脑转，脑转则引目系急，目系急则目眩以转矣。邪中其精，则其精所中者不相比，不相比则精散，精散则视歧，故见两物也。目者，五脏六腑之精也，营卫魂魄之所常营也，神气之所生也，故神劳则魂魄散，志意乱，是故瞳子黑眼法于阴，白睛赤脉法于阳，故阴阳合揣④（《灵枢》作传）而精明也。目者心之使也，心者神之所舍也，故神分精乱而不揣（一作转），卒然见非常之处，精神魂魄散不相得，故曰惑。

问曰：余疑何其然也，余每之东苑，未尝不惑，去之则复，余惟独为东苑劳神乎？何其异也？对曰：不然，夫心有所喜，神有所恶，卒然相感，则精气乱，视误故惑，神移乃复。是故间者为迷，甚者为惑。

【注释】

①陛：台阶。

②肌肉之精为约束：肌肉之精即为脾之精气。《类经·神乱则惑》注："约束，眼胞也能开能阖，为肌肉之精，主于脾也。"

③契：合，包罗之意。

④阴阳合揣：阴阳相持而平衡协调。揣，持。《汉书·贾谊传》："何足控揣。"孟康注："揣，持也。"

【译文】

黄帝问道：我曾经攀登那高上青云的望台，到了台阶中段时，忽然感到眼睛昏惑，眼花缭乱。我便合上眼睛，平心静气，使之镇定下来，但是这种感觉长久不能消除，仍然头晕目眩，即使是披散开头发，赤脚而行，力求形体舒缓，使精神轻快，但当向下俯视时，眩晕仍然长久不止。可是这种症状在突然之间却又自动消失，这是什么原因造成的呢？岐伯答道：人体五脏六腑的精气，都向上输注于眼目之中，从而产生精明视物的作用。在这些精气汇集之处，合并而成眼目。其中肾的精气注于瞳孔，肝的精气注于黑睛，心的精气注于血络内外眦的血络，肺的精气注于白睛，脾的精气注于眼胞。脾的精气包罗了肾、肝、心、肺等的精气，与脉合并便成为"目系"，它上行联属于脑，向后与项部中间相联系。当邪袭于项部，乘人体虚弱而向深部发展时，邪气沿着目系深入于脑，从而发生头昏脑涨，脑转又会牵引目系抽急而出现两目眩晕的症状。这种现象是由于邪气伤害了内脏之精，因而内脏之精便不能普遍输注，而使精气离散，出现视歧的现象，所谓"视歧"，就是本来是一件东西，却看作是两件。人的眼睛能看东西，是由于五脏六腑精气的输注，它也是营、卫、气、血、精、神、魂、魄通行和寓藏的所在，它精明视物的功能，是以神气为基础的。所以当精神劳累之后，会使魂魄散乱，意志失常，眼睛迷离而无神气。眼的瞳仁部分属于肾，黑睛属于肝，二者为阴脏的精气所滋养；白睛属肺，眼球的赤脉属于心，二者依赖阳脏的精气滋养。因此，阴脏的精气和阳脏的精气相互结合而协调，就使眼睛产生视觉。眼睛辨物的功能，主要受心的支配，因为心是神居的场所，当精神散乱而使精气不能如常地输注于眼目时，如突然看到异常的事物，就会引起心神不安，精失神迷，魂飘魄散，所以就发生眩惑。

问道：我对你讲的道理仍然有些怀疑，我每次去东苑登高游览，没有一次不发生眩惑地，一离开就恢复正常了，难道我只有在东苑那个地方才会劳神过度吗？怎么会出现这种特殊现象的呢？答道：不是这样的，就人的心情而言，如果到一个地方，心里虽是喜爱的，但是精神上不相适应，这样突如其来的内外不协调的结合，就会使精神出现一时的散乱，所以会产生视觉错误，而使人感到眩晕迷惑，一旦精神转移，离开了当时的环境，就恢复正常了。所以对这种情况，较轻的仅是精神一时迷糊，称为"迷"，较重的会出现精神迷乱而头目眩晕，称为"惑"。

> 眼睛的经区划分

许多疾病的发生都会在眼睛上表现出来，这是因为眼睛与脏腑和经脉有着密切的联系，通过观察眼睛的变化了解自身健康，对身体保健很有帮助，图中所示为眼睛的经区划分。

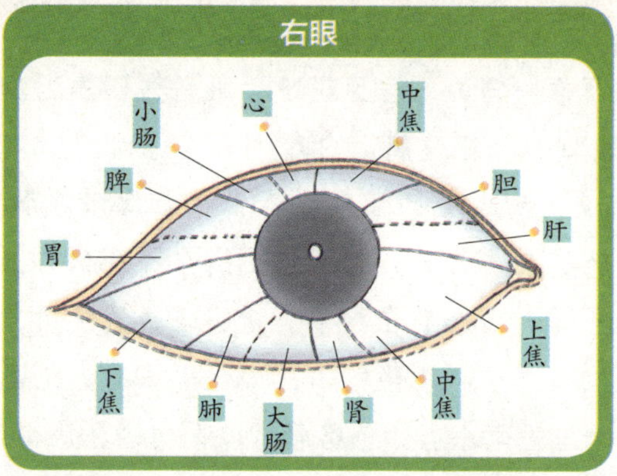

右眼

小肠　心　中焦
脾　　　　　胆
胃　　　　　肝
　　　　　　上焦
下焦　肺　大肠　肾　中焦

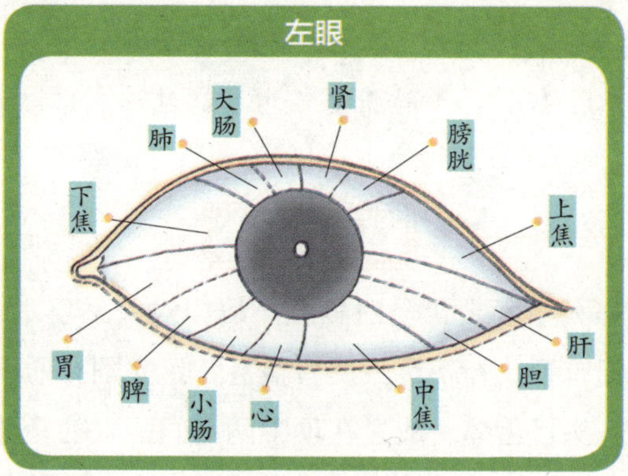

左眼

　　大肠　肾
肺　　　　　膀胱
下焦　　　　上焦
　　　　　　肝
胃　脾　小肠　心　中焦　胆

【原文】

目眦外决（一作次）于面者为兑眦；在内近鼻者，上为外眦，下为内眦。

目色赤者病在心，白色者病在肺，青色者病在肝，黄色者病在脾，黑色者病在肾，黄色不可名者病在胸中。诊目痛，赤脉从上下者太阳病，从下上者阳明病，从外走内者少阳病。

夫胆移热于脑，则辛頞①鼻渊（一作洞），鼻渊者，浊涕下不止，传为衄䘐（《素问》作衊）蔑瞑目，故得之气厥。

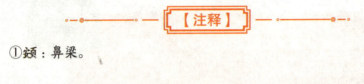

①頞：鼻梁。

【译文】

眼角凹陷于面颊一侧的，称为锐眦；眼角内侧靠近鼻一侧的，称为内眦。上眼皮属于外眦，下眼皮属于内眦。

眼睛发红，说明病在心；眼中出现白色，病多在肺；见青色，病在肝；眼中出现黄色，病多在脾；见黑色，病在肾；如果出现黄色而且兼见其他各色，辨认不清，多为病在胸中。诊察眼睛的疾病，如果有赤色的络脉从上向下发展的，属于太阳经的病；如见眼中有赤色络脉从下向上的，属阳明经的病；如果见眼中有赤色络脉从外向内的，属少阳经的病。

胆将热邪转移到脑，就成为鼻中常感辛辣的鼻渊病，鼻渊病的主要症状是常流浓浊的鼻涕。进一步发展，还会出现鼻中流血、目暗不明等症状。以上各种症状，都是由于脏腑之气运行逆乱造成的。

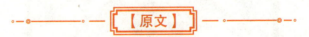

足阳明有夹鼻入于面者，名曰悬颅，属口对入系目本。头痛引颔取之，视有过者取之，损有余，补不足，反者益甚。足太阳有通项入于脑者，正属目本，名曰眼系。头目苦痛，取之在项中两筋间，入脑乃别。阴跷阳跷，阴阳相交，阳入阴出，阴阳交于兑眦，阳气盛则瞋目，阴气绝则眠。

目中赤痛从内眦始，取之阴跷。

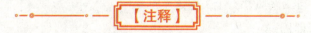

足阳明经脉循鼻子的两侧而行于面部,其穴名为悬颅,该经脉下行与口联属,上行的部分由口进入对侧的目本之中,因此如果头痛引起腮部疼痛,治疗时可以取悬颅穴,邪气有余的时候应采取泻的方法,正气不足的时候则应采取补的方法,否则就会加重病情。足太阳经通过项部的玉枕穴进入脑,直接联属于目本,起穴名为眼系。如果头眼疼痛,应在项中两条筋之间取玉枕穴进行治疗,这条经脉由项进入脑,分别联属于阴蹻、阳蹻二脉,这两条脉阴阳相交,阳入于阴,阴出于阳,阴阳之气交于眼角内,当阳气过盛时两只眼睛就睁开,阴气过盛时两只眼睛就闭合。

两眼发红疼痛,从内眼角起,内眼角是阴阳蹻脉会合的地方,在治疗时可以针刺阴蹻脉的起点照海穴。

【原文】

目中痛不能视,上星主之,先取譩譆,后取天牖、风池。

青盲[①],远视不明,承光主之。

目瞑,远视䀮䀮,目窗主之。

目䀮䀮赤痛,天柱主之。

目眩无所见,偏头痛引目外眦而急,颔厌主之。

目不明,恶风,目泣出,憎寒,头痛目眩瞢,内眦赤痛,目䀮䀮无所见,眦痒痛,淫肤白翳,睛明主之。

青盲无所见,远视䀮䀮,目中淫肤,白膜瞳子,目窗主之。

目不明,泪出,目眩瞢,瞳子痒,远视䀮䀮,昏夜无见,目瞤动与项口参相引,㖞僻口不能言,刺承泣。

【注释】

①青盲:眼球瞳神均无异常变化,但视物不清。

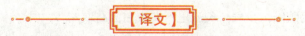

眼睛痛而不能视物的,应刺上星出血,以宣泄诸阳热气。须先取譩譆穴,后

取天牖、风池，以泻足太阳、少阳和手阳明的风热。

青盲，远视不清，应取足太阳经的承光穴主治。

两眼不明，远视不清，应取足少阳经的目窗穴主治。

两眼视物不清，色赤疼痛，应取足太阳经的天柱穴主治。

两眼眩晕，视不见物，偏头痛，牵引目外眦拘急，应取足少阳经的颔厌穴主治。

眼视物不明，恶风，流泪，憎寒，或头痛，目眩，内眼角赤痛，视物不清，或眼角痒痛，眼皮湿润，眼生白翳，应取足太阳经的睛明穴主治。

青盲视物不见，或远视模糊不清，或目中湿润生白翳膜覆盖瞳子，应取足少阳经的目窗穴主治。

眼视物不明，流泪，目眩头昏，瞳子痒，远视不清，夜盲，或眼睑和项、口同时互相牵引跳动，口眼歪斜，不能言语，应刺足阳明经的承泣穴。

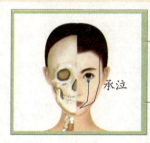

定位

在面部，眼球与眶下缘之间，瞳孔直下

【原文】

目痛口僻，泪出，目不明，四白主之。

目赤黄，颧髎主之。

䀮①目，水沟主之。

目痛不明，龈交主之。

目瞑，身汗出，承浆主之。

青盲䁳②目，恶风寒，上关主之。

青盲，商阳主之。

䁳目，目䀮䀮，偏历主之。

眼痛，下廉主之。

䁳目，目䀮䀮，少气，灸五里，左取右，右取左。

目中白翳，目痛泣出，甚者如脱，前谷主之。

白膜覆珠，瞳子无所见，解溪主之。

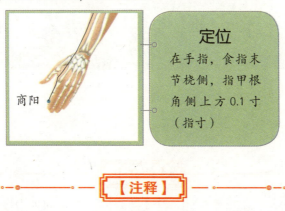

定位
在手指，食指末节桡侧，指甲根角侧上方0.1寸（指寸）

商阳

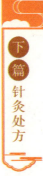

【注释】

①䀮：斜视。
②瞕：目病。

【译文】

眼痛口歪，泪出，目视物不明，应取足阳明经的四白穴主治。

目赤和目黄，应取手太阳经的颧髎穴主治。

目斜视，应取手阳明经的水沟穴主治。

目痛而视物不明，应取督脉的龈交穴主治。

两目视物不明，身体出汗，应取任脉的承浆穴主治。

青盲以及目病恶风寒，应取足少阳经的上关穴主治。

青盲，应取手阳明经的商阳穴主治。

目病，视物不清，应取手阳明经的偏历穴主治。

眼痛，应取手阳明经的下廉穴主治。

目病，视物不清，呼吸少气，灸手阳明经的手五里穴，左病取右，右病取左。

目中生白翳膜，目痛流泪，病剧则目如脱出，应取手太阳经的前谷穴主治。

目中生白翳膜，遮盖眼珠，看不到瞳子，应取足阳明经的解溪穴主治。

第25章 手太阳少阳脉动发耳病

【原文】

暴厥而聋,耳偏塞闭不通,内气暴薄也。不从内外中风之病,故留瘦著也①。

头痛耳鸣,九窍不利,肠胃之所生也。

【注释】

①留瘦著也:肌肉消瘦、皮肤留着于筋骨的意思。

【译文】

突然气机上逆而耳聋,或一侧的耳朵闭塞不通,都是由于内气突然上迫所致。这种病既不是风中于内,也不是风中于外,故其人必肌肉消瘦,皮肤留着于筋骨。

凡头痛耳鸣,九窍不通畅的病,多是由于肠胃等三阳经之气不利所生。

【原文】

黄帝问曰:刺节言发蒙者,刺腑腧以去腑病,何腧使然?岐伯对曰:刺此者,必于白日中刺其听宫,中其眸子,声闻于耳,此其腧也。问曰:何谓声闻于耳?对曰:已刺,以手坚按其两鼻窍,令疾偃①,其声必应其中。

【注释】

①疾偃:偃,在此为停止、停息的意思。疾偃,即急速闭住口鼻、息止

呼吸的意思。

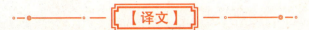

黄帝问道：刺节篇中所讲，发蒙的方法，是取六腑的腧穴以去六腑的病，哪一个腧穴能治疗这些病呢？岐伯答道：这种刺法，必须在中午的时候，针刺手太阳经的听宫穴，通过手法使针刺感应到瞳仁，使针刺的声音传入到耳中，这就是腑腧穴的作用。问道：什么叫声闻于耳呢？答道：针刺听宫穴的同时，用手紧捏住鼻孔，然后闭住口，努腹鼓气，使气上走于耳目，这样耳内就会在针刺的同时相应地出现声响。

【原文】

耳鸣，取耳前动脉。耳痛不可刺者，耳中有脓，若有干擿抵（一作耵聍），耳无闻也。耳聋，取手、足小指次指爪甲上与肉交者，先取手，后取足。耳鸣，取手足中指爪甲上，左取右，右取左，先取手，后取足。

聋而不痛，取足少阳；聋而痛，取手阳明。

【译文】

耳鸣的，针刺耳朵前面动脉旁的耳门穴，可泻三焦之火；耳朵疼痛的，有的情况是不能针刺的，比如耳中有脓，或由于耳垢充塞造成的耳痛。治疗一般的耳聋时，应针刺手足无名指（趾）指（趾）甲上方与肉交界处的穴位，先刺手上的关冲穴，后刺足部的窍阴穴；治疗耳鸣时，应刺手足中指（趾）的指（趾）甲上方的穴位，要是左耳鸣就刺右侧手足的穴位，要是右耳鸣就刺左侧手足的穴位，先取手上的穴位，后取足部的穴位。

耳聋而无疼痛感的，应取足少阳经的穴位以刺之；耳聋且伴有疼痛感的，应取手阳明经的穴位以刺之。

【原文】

耳鸣，百会及颔厌、颅息、天窗、大陵、偏历、前谷、后溪皆主之。

耳痛聋鸣，上关主之，刺不可深。

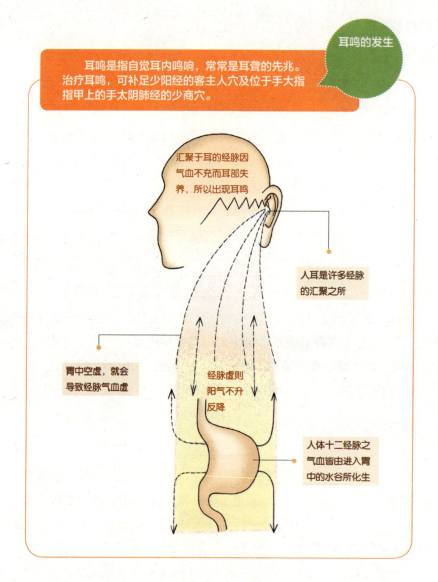

耳聋鸣，下关及阳溪、关冲、液门、阳谷主之。

耳鸣聋，头颔痛，耳门主之。

头重，颔痛引耳中，侬侬嘈嘈，和髎主之。

聋，耳中颠飕颠飕者若风，听会主之。

耳聋填填①如无闻，侬侬嘈嘈若蝉鸣，䳌鸠鸣，听宫主之。下颊取之，譬如破声，刺此（即《九卷》所谓发蒙者）。

聋，翳风及会宗下关主之。

耳聋无闻，天窗主之。

耳聋嘈嘈[2]无所闻，天容主之。

耳鸣无闻，肩贞及腕骨主之。

耳中生风，耳鸣耳聋时不闻，商阳主之。

聋，耳中不通，合谷主之。

耳聋，两颞颥痛，中渚主之。

耳焞焞浑浑[3]，聋无所闻，外关主之。

卒气聋，四渎主之。

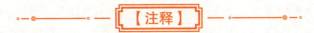

①填填：雷声。

②嘈嘈：声音嘈杂，形容耳鸣。

③焞焞浑浑：焞焞，暗也。浑浑，浊也。此均解作不清楚。

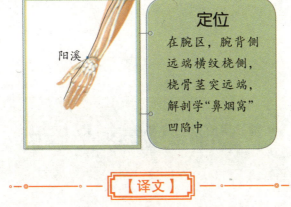

定位
在腕区，腕背侧远端横纹桡侧，桡骨茎突远端，解剖学"鼻烟窝"凹陷中

阳溪

【译文】

治疗耳鸣，百会、颔厌、颅息、天窗、大陵、偏历、前谷、后溪等穴都可主治。

耳痛、耳聋、耳鸣，应取手少阳、足阳明之会穴上关主治，但不可刺的太深。

治疗耳聋耳鸣，下关、阳溪、关冲、液门、阳谷等穴都可主治。

耳鸣，耳聋，头颔部痛的，应取手少阳经的耳门穴主治。

头沉重，颔痛牵引到耳内，致使耳中鸣的，应取手、足少阳、手太阳之会的和髎穴主治。

耳聋而耳中有刮风之声的，应取手少阳之听会穴主治。

耳聋，耳中鸣如雷声，听不到声音，或耳中声如蝉鸣，或如鸡鸠叫声，应取手太阳经的听官穴主治。

耳聋，应取手、足少阳之会穴翳风及手少阳之郄穴会宗、足阳明少阳之会穴下关主治。

耳聋听不到声音，应取手太阳经的天窗穴主治。

耳聋，耳鸣嘈嘈听不到声音，应取手太阳经的天容穴主治。

耳鸣听不到声音，应取手太阳经的肩贞及应取手太阳经的原穴腕骨主治。

耳中觉得像有风声，耳鸣，耳聋时常听不到声音，应取手阳明经的井穴商阳主治。

耳聋，耳中闭塞不通，应取手阳明经的原穴合谷穴主治。

耳聋听不到声音，头两侧颞颥处疼痛，应取手少阳经的腧穴中渚主治。

耳聋听不到声音，应取手少阳经的络穴外关主治。

突然因气闭而聋不闻声的，应取手少阳经的四渎穴主治。

26 CHAPTER 手足阳明脉动发口齿病

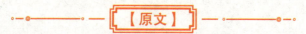

【原文】

诊龋齿痛，按其阳明之来；有过者独热。在左者左热，在右右热，在上上热，在下下热。

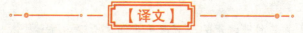

【译文】

诊察龋齿导致的疼痛，要按压通过两侧面颊而交叉环绕于口周围的阳明脉，有经气太过的部位必然单独发热。病在左则左侧发热，病在右则右侧发热，病在上则上部发热，病在下则下部发热。

【原文】

臂之阳明有入鼽齿者，名曰大迎，下齿龋取之臂，恶寒补之（一作取之），不恶寒泻之（《灵枢》名曰禾髎，或曰大迎。详大迎乃是阳明脉所发，则当云禾髎是也，然而下齿龋又当取足阳明，禾髎、大迎当试可知耳）。足太阳有入頄遍齿者，名曰角孙，上齿龋取之，在鼻与鼽（一作顑）前。方病之时，其脉盛，脉盛则泻之，虚则补之。一曰取之出眉外，方病之时，盛泻虚补。

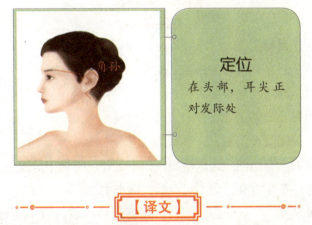

定位
在头部，耳尖正对发际处

【译文】

手阳明经进入颊部而遍络齿龈的穴位，名叫大迎，下齿龋痛应取手阳明经治疗。若恶寒饮的应该用补法，不恶寒饮的用泻法。足太阳经进入颊部而遍络齿龈的穴位，名叫角孙。上齿龋痛应取角孙穴治疗，也可取鼻子与颊部之前的穴位进行治疗。在刚发病的时候，如脉象充盈，应当用泻法，脉象虚弱，就用补法。另一种说法，也可以取鼻子外侧的穴位如迎香穴等进行治疗，盛则泻之，虚则补之。

【原文】

齿动痛，不恶清饮，取足阳明；恶清饮，取手阳明。
舌缓涎下，烦闷，取足少阴。
重舌①，刺舌柱②以铍针。

【注释】

①重舌：舌下血脉肿胀。
②舌柱：舌下大筋。

【译文】

齿动而痛，不恶凉饮的，应取足阳明经；恶凉饮的，应取手阳明经。
舌弛缓而口流涎，心中烦闷的，应取足少阴的腧穴补之。
重舌，应用铍针刺舌柱以治之。

【原文】

上齿龋肿，目窗主之。
上齿龋痛，恶寒，正营主之。
齿牙龋痛，浮白及完骨主之。
齿痛，颧髎及二间主之。
上齿龋，兑端及耳门主之。
齿间出血者，有伤酸，齿床落痛，口不可开，引鼻中，龈交主之。
颊肿口急，颊车骨痛，齿不可以嚼，颊车主之。
厥，口㖞失欠①，下牙痛，颊肿，恶寒，口不收，舌不能言，不得嚼，大迎主之。
上齿龋痛，口㖞噤②不开，上关主之。
失欠，下齿龋，下牙痛，颔③肿，下关主之。

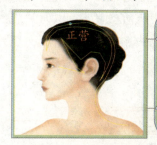

定位

在头部，前发际上2.5寸，瞳孔直上

【注释】

①失欠，不能张口。

②噤：张口。
③颐：颧骨。

【译文】

上齿痛肿，应取足少阳、阳维之会穴目窗主治。

上齿疼痛，兼恶风寒的，应取足少阳、阳维之会穴正营主治。

齿牙都疼痛，应取足太阳、少阳之会浮白及完骨两穴主治。

上齿和下齿都痛，应取手太阳、少阳之会穴颧髎、手阳明之荥穴二间主治。

上齿痛，应取督脉的兑端穴及手少阳经的耳门穴主治。

齿缝间出血的，因过食酸物而牙根疼痛，口张不开而痛引鼻中，应取督脉的龈交穴主治。

颊肿，口拘急，颊车骨痛，牙齿不敢嚼物，应取足阳明经的颊车穴主治。

四肢发凉，口唇歪斜，不能张口，下牙疼痛，颊肿而身恶寒，口流涎，舌不能言，牙不能嚼，这是风邪侵及阳明经脉所致，应取手阳明之会大迎穴主治。

上齿疼痛，口唇歪斜，不能张口；应取手阳明与足阳明之会上关穴主治。

不能张口，下部的牙齿疼痛，眼眶下部肿，这是风邪侵及足阳明经所致，应取足少阳、阳明之会下关穴主治。

【原文】

齿牙不可嚼，龈肿，角孙主之。

口僻不正，失欠口不开，翳风主之。

舌下肿，难言，舌纵，㖞戾不端①，通谷主之。

舌下肿，难以言，舌纵涎出，廉泉主之。

口僻，刺太渊，引而下之。

口中腥臭，劳宫主之。

口中下齿痛，恶寒颐肿，商阳主之。

齿龋痛，恶清，三间主之。

口㖞，偏历主之。

口齿痛，温溜主之。

下齿龋则上齿痛，液门主之。

齿痛，四渎主之。

上牙齿龋痛，阳谷主之（一作阳溪）。

齿龋痛，合谷主之。

齿龋痛，小海主之。

舌纵涎下，烦闷，阴谷主之。

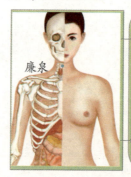

廉泉

定位

在颈前区，喉结上方，舌骨上缘凹陷中，前正中线上

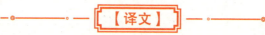

【注释】

①㖞戾不端：即口㖞不正。

【译文】

齿牙疼痛不敢嚼食，牙龈肿痛，应取手、足太阳与手、足少阳之会角孙穴主治。

口歪斜，不能张口，张口则颊车脱臼，或口噤而牙关紧闭，应取手、足少阳之会翳风穴主治。

舌下肿而难以言语，或舌纵弛而口歪斜，这是邪在足少阴经，循经发病，应取冲脉、足少阴之会穴通谷主治。

舌下肿而难以言语，舌纵弛而口流涎的，应取舌根下阴维、任脉之会穴廉泉主治。

口歪斜，如果系风邪侵入手阳明经脉所引起的，应刺手太阴之原穴太渊，以引阳邪而泻之。

口中肿而有腥臭气味，应取手厥阴经之荥穴劳宫主治。

口中发干，下齿疼痛，恶寒，眼眶下肿，应取手阳明的井穴商阳穴主治。

齿龋痛，恶饮清冷的，应取手阳明经的腧穴三间主治。

口歪斜，应取手阳明经的络穴偏历主治。

口齿痛，应取手阳明经的温溜穴主治。

下齿龋痛，上齿也痛，应取手少阳经的荥穴液门主治。

下齿痛，应取手少阳的经穴四渎主治。

上牙疼痛，应取手太阳的经穴阳谷穴主治。

齿龋痛，如果兼见面口疾患的，应取手阳明经的合穴合谷主治。

齿龋痛，如果见腋下疾患的，应取手少阳经的合穴小海穴主治。

舌纵缓，口流涎，心中烦闷的，应取足少阴经的合穴阴谷主治。

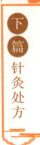

27 CHAPTER 血溢发衄（鼻鼽息肉著附）

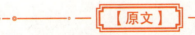

【原文】

暴瘅内逆①，肝肺相薄，血溢鼻口，取天府，此为胃之大俞五部也（五部，按《灵枢》云：阳逆头痛，胸满不得息，取人迎；暴喑气哽，刺扶突与舌本出血；暴聋气蒙，耳目不明，取天牖；暴拘挛，痫痓，足不任身者，取天柱；暴瘅内逆，肝肺相薄，血溢鼻口，取天府。此为胃之五大俞五部也。今士安散作五穴于篇中，此特五部之一耳）。

衄而不止，衃，血流②，取足太阳；大衄衃，取手太阳；不已，刺腕骨下；不已，刺腘中出血。

【注释】

①暴瘅内逆：指突发热病而热结于内，使气机逆乱。
②衃，血流：指带有血块的血流出。衃，指凝聚的血。

【译文】

如果突然患热病，胸腹气机向上逆行、肝肺二经邪火相搏而导致口鼻出血的，应取手太阴经的天府穴，这是胃之大腧五部之一。

鼻流血不止，并有血块出现的，应取足太阳经的穴位以刺之；出血不多但有血块的，应取手太阳经的穴位以刺之。若未见效，就针刺手太阳经的腕骨穴；若仍未见效，就针刺足太阳经的委中穴直至出血为止。

【原文】

鼻鼽衄，上星主之，先取譩譆，后取天牖、风池。

鼻管疽，发为厉鼻，脑空主之。

鼻鼽不利，窒洞气塞，喎僻多洟，鼽衄有痈，迎香主之。

鼽衄洟出，中有悬痈宿肉，窒洞不通，不知香臭，素髎主之。

鼻室口僻，清洟出不可止。鼽衄有痈，禾髎主之。

鼻鼽不得息，鼻不收洟，不知香臭及衄不止，水沟主之。

鼻中息肉不利，鼻头额頞中痛①，鼻中有蚀疮，龈交主之。

衄血不止，承浆及委中主之。

鼻不利，前谷主之。

衄，腕骨主之。

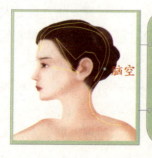

定位 在头部，横平枕外隆凸的上缘，风池直上

【注释】

①鼻头额頞中痛：鼻头、鼻梁及额头部疼痛。

【译文】

鼻流清涕及出血，应取督脉的上星穴主治；要先取譩譆，后取天牖、风池。

鼻管疽，发为厉风的，应取足少阳经的脑空穴主治。

鼻流涕而窒塞气息不通，或口歪斜而多鼻涕，或鼻塞衄血而有痈肿的，应取手阳明经的迎香穴主治。

鼻流涕及出血，鼻中生痈或有息肉，以致鼻孔窒塞气息不通，不知香臭的，应取手阳明经的素髎穴主治。

鼻窒塞，口歪斜，流清涕不止，或鼽衄而鼻有痈肿的，应取手阳明经的禾髎穴主治。

鼻窒塞不得呼吸，鼻液自流，不闻香臭，以及衄血不止的，应取督脉的水沟穴主治。

鼻中生有息肉，致气不通利，鼻头和额頞中疼痛，或鼻中有蚀疮的，应取督脉的龈交穴主治。

鼻出血不止的，应取任脉的承浆及足太阳经的合穴委中主治。

鼻窍不通，应取手太阳经的荥穴前谷主治。

鼻出血不止的，应取手太阳经的原穴腕骨主治。

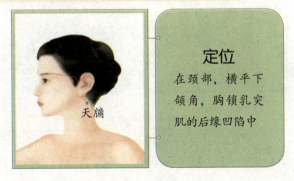

定位

在颈部，横平下颌角，胸锁乳突肌的后缘凹陷中

天牖

28 手足阳明少阳脉动发喉痹咽痛

【原文】

喉痹不能言,取足阳明;能言,取手阳明。

喉痹,完骨及天容、气舍、天鼎、尺泽、合谷、商阳、阳溪、中渚、前谷、商丘、然谷、阳交悉主之。

喉痹咽肿,水浆不下,璇玑主之。

喉痹食不下,鸠尾主之。

喉痹咽如哽,三间主之。

喉痹不能言,温溜及曲池主之。

喉痹气逆,口㖞,喉咽如扼状,行间主之(《千金》作间使)。

咽中痛不可纳食,涌泉主之。

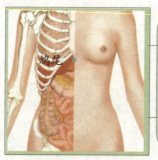

定位

在上腹部,剑胸结合下1寸,前正中线上

【译文】

喉痹病,不能说话的,应取足阳明经以泻其下;能说话的,应取手阳明经以清其上。

喉痹病,完骨及天容、气舍、天鼎、尺泽、合谷、商阳、阳溪、中渚、前谷、商丘、然谷、阳交等穴都可主治。

喉痹咽肿，而致水浆不能咽下的，应取任脉的璇玑穴主治。

喉痹而不能进食的，应取任脉的鸠尾穴主治。

喉痹，咽中如有物哽塞的，应取手阳明经的三间穴主治。

喉痹不能言语，应取温溜及曲池穴主治。

喉痹而气上逆，口歪斜，喉咽如有被用手掐住一样的感觉，应取足厥阴经的行间穴主治。

邪在足少阳之络，致肾水虚火上炽而咽中痛不能进食的，应取足少阴经的井穴涌泉主治。

29 CHAPTER 妇人杂病

【原文】

黄帝问曰：人有重身①，九月而喑，此为何病？岐伯对曰：胞之络脉绝也。胞络者，系于肾，少阴之脉贯肾系舌本，故不能言，无治也，当十月复。治法曰：无损不足益有余，以成其辜（《素问》作疹）。所谓不足者，身羸瘦，无用镵石也。无益其有余者，腹中有形而泄之，泄之则精出而病独擅中。故曰成辜。

【注释】

①重身：即妇人怀孕。

【译文】

黄帝问道：有的孕妇到第九个月时，说话发不出声音，这是什么原因呢？岐伯答道：这是因为胞中的络脉被胎儿压迫，阻绝不通所致。子宫的络脉系于肾脏，而足少阴肾脉贯肾上系于舌本，今胞官的络脉受阻，肾脉亦不能上通于舌，舌本失养，故不能言语。不需要治疗，待至十月分娩之后，胞络通，声音就会自然恢复。《刺法》上说：正气不足的不可用泻法，邪气有余的不可用补法，以免因误治而造成疾病。所谓"无损不足"，就是怀孕九月而身体瘦弱的，不可再用针石治疗以伤其正气。所谓"无益有余"，就是说腹中已经怀孕而又妄用泻法，用泻法则精气耗伤，使病邪独据于中，正虚邪实，所以说疾病形成了。

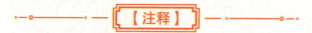

问曰：何以知怀子且生也？对曰：身有病而无邪脉也。

诊女子，手少阴脉动甚者，妊子也。

乳子①而病热，脉悬小，手足温则生，寒则死。乳子中风病热，喘渴（《素问》作鸣），肩息，脉急大。缓则生，急则死。

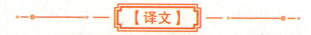

①乳子：指哺乳期间的妇女。

【译文】

问道：妇女怀孕且要生产是如何知道的呢？答道：妇女身体不适，并见闭经、呕吐、食欲不好等症状，好像是有病，但脉象正常。

诊脉女子，其手少阴脉搏动明显增强，是怀孕的征象。

乳子而患热病，脉象悬小，如果手足温暖，说明胃气犹存，有生的希望，如果手足冰凉，说明胃气已绝，病重难治。乳子而感受风热，出现喘息有声，张口抬肩症状，脉象实大而弦急。脉象缓的，尚有胃气，可生；要是脉象急的，是胃气已绝，就要死亡。

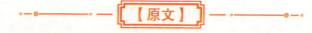

乳子下赤白，腰俞主之。

女子绝子，阴挺出，不禁白沥，上髎主之。

女子赤白沥，心下积胀，次髎主之（《千金》云腰痛不可俯仰，先取缺盆，后取尾骶与八髎）。

女子赤淫时白，气癃，月事少，中髎主之。

女子下苍汁，不禁赤沥，阴中痒痛，引少腹控眇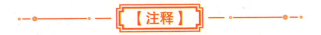，不可俯仰，下髎主之，刺腰尻交者两胂上，以月死生为痏数，发针立已（《千金》云肠鸣泄注，下髎主之）。

【注释】

①眇：指胁下部位。

【译文】

妇女在哺乳期间，出现赤白带下的，应取督脉的腰俞穴主治。

女子不孕，阴挺出，白带淋漓不止，应取足太阳经的上髎穴主治。

女子赤白带下，淋漓不止，心下有积聚而胀满的，应取足太阳经的次髎穴主治。

女子阴道流出赤色或白色浊物，膀胱气闭而小便不利，月事也少，应取足太阳经的中髎穴主治。

女子阴道流出青色浊物，或赤带淋漓不止，而且阴中痒痛，牵引到少腹胁下空软处，身体不能俯仰，应取足太阳经的下髎穴主治。刺下髎穴以下的肌肉坚实处，要以月的盈亏为痏数，出针后，其病即愈。

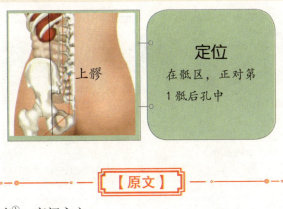

上髎

定位
在骶区，正对第1骶后孔中

【原文】

妇人乳余疾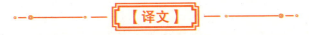，肓门主之。

乳痈寒热，短气，卧不安，膺窗主之。

乳痈，凄索寒热，痛不可按，乳根主之。

绝子，灸脐中，令人有子。

女子手脚拘挛，腹满，疝，月水不通，乳余疾，绝子，阴痒，阴交主之。

腹满疝积，乳余疾，绝子，阴痒，刺石门（《千金》云奔豚上腹少腹坚痛，下引阴中，不得小便）。

女子绝子，衃血在内不下，关元主之（《千金》云胞转不得尿，少腹满，石水痛。刺关元，亦宜灸）。

【注释】

①乳余疾：指哺乳期间的其他疾病。

【译文】

妇人哺乳期间的其他疾病，都可取足太阴经的育门穴主治。

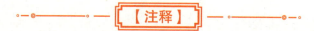乳痈，身发寒热，呼吸短气，睡眠不安，应取足阳明经的膺窗穴主治。

乳痈，发冷发热，疼痛拒按，应取足阳明经的乳根穴主治。

妇女不孕，灸任脉的神阙穴，可使之怀孕。

女子手脚筋脉拘挛，腹中胀满，寒疝作痛，月经不通，以及哺乳期间的其他疾病和不孕症，阴痒等症，应取任脉大的阴交穴主治。

妇人腹胀满，有寒疝积聚，及哺乳期间的其他疾病和不孕症，阴痒等症，均应刺任脉的石门穴。

女子不孕，有血块凝聚在腹内不能泄下，应取任脉的关元穴主治。

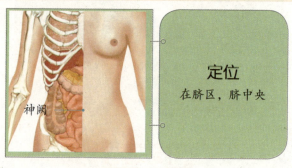

神阙

定位
在脐区，脐中央

【原文】

女子禁中痒，腹热痛，乳余疾，绝子内不足，子门不端，少腹苦寒，阴痒及痛，经闭不通，小便不利，中极主之。

妇人下赤白沃后，阴中干痛，恶合阴阳，少腹膜坚，小便闭，曲骨主之（《千金》作屈骨）。

女子血不通，会阴主之。

妇人子脏中有恶血，内逆满痛，石关主之。

月水不通，奔泄气上，下引腰脊痛，气穴主之。

女子赤淫，大赫主之。

女子胞中痛，月水不以时休止，天枢主之（《千金》云腹胀肠鸣，气上冲胸，刺天枢）。

小腹胀满痛引阴中，月水至则腰脊痛，胞中瘕，子门有寒，引髋髀，水道主之（《千金》云大小便不通刺水道）。

女子阴中寒，归来主之。

女子月水不利，或暴闭塞，腹胀满癃，淫泺身热，腹中绞痛，㿉疝阴肿，及乳难，子上抢心，若胞衣不出，众气尽乱，腹满不得反息，正偃卧，屈一膝，伸一膝，并气冲针上入三寸，气至泻之。

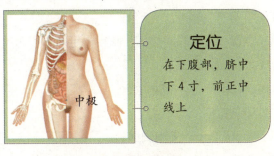

定位

在下腹部，脐中下4寸，前正中线上

【译文】

女子阴中痒，腹中热痛，哺乳期间的其他疾病，或不孕，或内虚不足，或子门不正，少腹发凉，或阴部发痒及痛，经闭不通，小便不利，应取任脉的中极穴主治。

妇人患赤白带下，或阴中干痛，厌恶性交，少腹胀满坚硬，小便闭塞不通，应取任脉的曲骨穴主治。

女子月经不通，应取任脉、督脉、冲脉交会穴会阴主治。

妇人子宫中有恶血留逆在内，胀满疼痛，应取冲脉、足少阴之会穴石关主治。

子宫虚寒，以致月经不通，奔豚泄气上下，牵引腰脊疼痛的，应取冲脉、足少阴之会穴气穴主治。

女子赤带过多的，应取冲脉、足少阴之会穴大赫主治。

女子子宫中疼痛，月水应止而不按时停止的，应取足阳明经的天枢穴主治。

小腹胀满疼痛牵引到阴中，月经来时则腰脊痛，胞中有病块，子门有寒邪，牵引到髋骨和股骨，应取足阳明经的水道穴主治。

女子阴中感觉寒冷的，应取足阳明经的归来穴主治。

女子月经不调，或突然经闭，腹胀满而小便不利，四肢酸痛无力，身发热，腹中绞痛，癀疝而前阴肿，及生育困难，胎儿上冲到心下，或胞衣不下，以致上下诸经之气皆失其常，腹满而不能反身，如果正面仰卧，则必须屈一膝伸一膝，这些病都应刺足阳明经的气冲，进针后针尖向上沿皮刺入三寸，待气至则泻之。

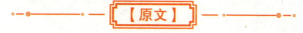

【原文】

妇人无子及少腹痛，刺气冲。

妇人产余疾，食饮不下，胸胁楮满，眩目，足寒，心切痛，善噫闻酸臭，胀瘅腹满，少腹尤大，期门主之。

妇人少腹坚痛，月水不通，带脉主之。

妇人下赤白，里急瘛疭，五枢主之。

妒乳，太渊主之（《千金》云膺胸痛）。

绝子，商丘主之穴在内踝前宛宛中。

女子疝瘕，按之如以汤沃其股内至膝，飧泄，灸刺曲泉。

妇人阴中痛，少腹坚急痛，阴陵泉主之。

妇人漏下，若血闭不通，逆气胀，血海主之。

月事不利，见血而有身反败，阴寒，行间主之。

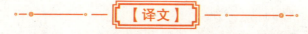

【译文】

妇人不孕及少腹痛，是气血虚寒兼有瘀结所致，应刺足阳明经的气冲穴主治。

妇人产后有疾，食饮不进，胸胁支撑胀满，目眩晕，足凉，心下急痛，时常嗳气，能闻到酸臭的气味，四肢酸痛麻痹，腹满少腹部更大，这是肝脾不和所致，应取肝的募穴期门主治。

妇人少腹有硬块疼痛，月经不通，这是瘀血凝滞，应取足少阳、带脉之会带脉穴主治。

妇人患赤白带下，腹内拘急抽掣，应取足少阳、带脉之会五枢穴主治。

妒乳疮，应取手太阴经的太渊穴主治。

女人不孕，应取足太阴经的经穴商丘主治。

女子疝瘕病，少腹发热作痛，以手按之，如用热汤浇其大腿，从内侧到膝部，并兼有飧泄病，应取肝之合穴曲泉刺而灸之。

妇人阴中痛，少腹坚硬拘急疼痛，应取足太阴经的合穴阴陵泉主治。

妇人下血如漏，或者月经闭而不通，症见气逆腹胀，都是血虚的证候，应取足太阴经的血海穴主治。

月经不调，或妊娠因下血而流产，阴中寒冷的，应取足厥阴经的荥穴行间主治。

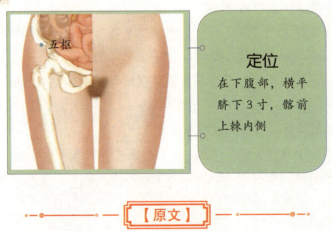

定位

在下腹部，横平脐下3寸，髂前上棘内侧

【原文】

乳难，太冲及复溜主之。

女子疝，及少腹肿，溏泄，癃，遗溺，阴痛，面尘黑，目下眦痛，太冲主之。

女子少腹大，乳难，嗌干嗜饮，中封主之。

女子漏血，太冲主之。

女子夹脐疝，中封主之。

大疝绝子，筑宾主之。

女子疝，小腹肿，赤白淫，时多时少，蠡沟主之。

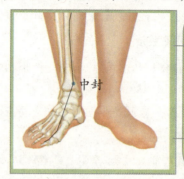

定位
在踝区，内踝前，胫骨前肌肌腱的内侧缘凹陷中。

【译文】

妇人产后血虚而乳汁少，应取足厥阴经的腧穴太冲，足少阴经的经穴复溜主治。

女子患疝病，少腹肿，大便溏泄，小便不利或遗尿，前阴作痛，面色灰黑，目下睑痛，为肝邪犯脾，脾虚不能制水，肝肾气逆，循经发病，应取足厥阴经的腧穴太冲主治。

女子少腹膨大，产后乳汁少，咽喉发干而欲饮水，为肝经风火太盛，应取足厥阴经的经穴中封穴主治。

女子前阴下血不止，若系风火煽动以致肝不藏血，应取足厥阴经的腧穴太冲主治。

女子挟脐疝痛，应取足厥阴经的经穴中封主治。

妇人因大疝病而不能受孕的，应取阴维之郄穴筑宾主治。

女子患疝病而小腹肿大，赤白带下，时多时少，应取足厥阴经的络穴蠡沟主治。